DU TRAITEMENT CHIRURGICAL

DES

PYONÉPHROSES

PAR

Le Dr Émile BUREAU

Ancien interne des hôpitaux de Paris
Lauréat de l'École de médecine de Nantes
Ancien interne des hôpitaux de Nantes

PARIS

G. STEINHEIL, ÉDITEUR

2, RUE CASIMIR-DELAVIGNE, 2

—

1890

DU TRAITEMENT CHIRURGICAL

DES

PYONÉPHROSES

PAR

Le Dr Émile BUREAU

Ancien interne des hôpitaux de Paris
Lauréat de l'École de médecine de Nantes
Ancien interne des hôpitaux de Nantes

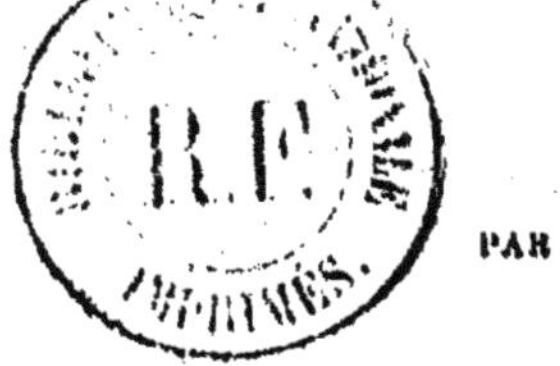

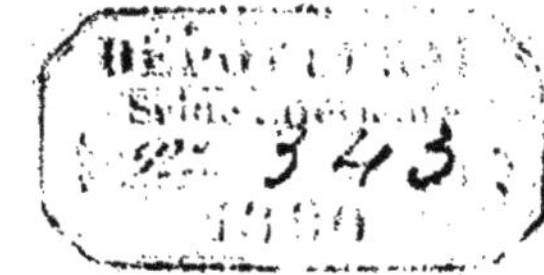

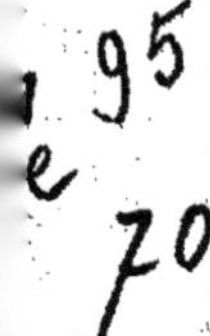

PARIS

G. STEINHEIL, ÉDITEUR

2, RUE CASIMIR-DELAVIGNE, 2

1890

DU TRAITEMENT CHIRURGICAL

DES

PYONÉPHROSES

AVANT-PROPOS

Il y a une vingtaine d'années la chirurgie rénale était presque totalement inconnue et c'est à peine si l'on pouvait citer quelques rares tentatives d'incisions du rein, regardées comme des actes d'une grande témérité. L'extirpation de cet organe chez l'homme, que Rayer considérait comme une folie, était condamnée par tous les chirurgiens, et ce n'est qu'en 1869 que Simon, de Heidelberg, guidé par de nombreuses expérimentations sur les animaux, tenta, en toute connaissance de cause, la première opération de néphrectomie Depuis cette époque, ces opérations se sont multipliées presqu'à l'infini, le manuel opératoire et les indications en ont été soigneusement précisés, les résultats sont devenus très satisfaisants et l'on peut avancer, sans crainte, que les malades atteints de certaines affections rénales ont largement bénéficié de cette invasion de la chirurgie moderne dans le domaine de la médecine.

Parmi toutes les lésions du rein justiciables d'une intervention chirurgicale les affections suppurées occupent certainement le premier rang. Les statistiques récentes de Newman prouvent, en effet, que sur un total dépassant cinq cents néphrotomies ou néphrectomies, plus de la moitié avaient pour but la guérison d'affections dans lesquelles la suppuration jouait un rôle important.

Pendant notre année d'internat dans le service de M. le professeur Guyon, il nous a été donné d'assister à un certain nombre de néphrotomies pour pyonéphroses, nous avons pu suivre les malades et juger des résultats éloignés de l'opération. Nous appuyant sur ces documents, sur les excellentes leçons de notre maître et les observations publiées dont nous avons pu prendre connaissance nous chercherons à préciser, dans ce travail, les indications opératoires dans les pyonéphroses simples et calculeuses. Il semble actuellement démontré que la néphrotomie lombaire est la méthode de traitement par excellence: mais cette opération est, dans la grande majorité des cas, suivie de fistules urinaires ou purulentes, presque intarissables, et les chirurgiens se sont jusqu'ici plutôt préoccupés de la technique et des résultats immédiats de l'intervention que du traitement consécutif de ces fistules. Nous croyons que, par la direction imprimée à la cicatrisation de la plaie, il est souvent possible de les éviter, et que, par des opérations réparatrices consécutives on peut obtenir leur oblitération, sans recourir à l'ablation d'un organe d'autant plus essentiel que son congénère est le plus souvent atteint. Nous n'avons pas la prétention de fixer définitivement les règles du traitement des pyonéphroses, nous apportons seulement quelques matériaux qui pourront, peut-être, contribuer à éclaircir quelques points litigieux de la question.

Au début de ce travail, nous sommes heureux de pouvoir remercier notre maître M. le professeur Guyon, qui, pendant le cours de nos études et l'année où nous avons eu l'honneur d'être son interne, n'a cessé de nous témoigner la plus extrême bienveillance. C'est lui qui nous a guidé dans ce travail. Il a bien voulu mettre à notre disposition les matériaux de son service, et nous lui en exprimons notre profonde reconnaissance.

Que nos autres maîtres dans les hôpitaux, MM. Polaillon, Monod, Kirmisson, veuillent bien recevoir l'assurance de notre profonde gratitude pour le bienveillant intérêt qu'il nous ont toujours témoigné.

Nous ne saurions non plus oublier MM. Heurtaux, Joüon, Malherbe père, et les professeurs de l'École de médecine de Nantes, qui, dans le début de nos études médicales, ont été nos premiers maîtres et ne nous ont épargné ni leurs conseils, ni leurs encouragements.

MM. les Drs Tuffier, Desnos et Guiard, en nous communiquant d'intéressantes observations, nous ont rendu un réel service dont nous tenons à les remercier.

CHAPITRE PREMIER

Employé pour la première fois par les chirurgiens anglais, le terme de pyonéphrose répond à un type anatomo-pathologique et clinique bien défini, caractérisé par une tumeur rénale, due à la rétention de pus dans le bassinet ou la substance même du rein.

M. Kuester (1) réunit sous la dénomination de rein sacciforme ou de cystonéphrose les différents cas de pyo ou hydronéphrose ; ces deux affections présentant, pour cet auteur, des transitions qui permettent de les envisager comme un processus morbide unique. Mais, s'il est vrai que quelques pyonéphroses ne sont que des hydronéphroses devenues suppurées par la contamination de germes infectieux, le plus grand nombre reconnaît une toute autre origine, et, ce serait créer une confusion regrettable que de réunir, sous une même dénomination des affections dont les causes et les caractères sont, le plus souvent bien tranchés.

L'étude complète et détaillée des suppurations rénales avec rétention serait beaucoup trop étendue pour un travail inaugural et nous nous bornerons à étudier leur traitement, après avoir brièvement indiqué, dans ce premier chapitre, les particularités étiologiques, anatomo-pathologiques et cliniques, nécessaires pour pouvoir bien comprendre leur thérapeutique.

Les conditions indispensables à la production d'une tumeur pyonéphrotique sont, d'une part un obstacle au cours de l'urine dans un point quelconque de l'appareil urinaire déterminant la stase et la tension du liquide dans les parties situées au-dessus de cet obstacle, d'autre part, la pénétration de micro-organismes pyogènes.

Les maladies de l'appareil urinaire dans lesquelles ces deux condi-

(1) KUESTER. *Soc. de méd. berlinoise*, 7 mars 1888.

tions se trouvent réunies sont tellement fréquentes qu'on comprend facilement combien seront nombreuses les causes des pyonéphroses et combien une classification étiologique serait difficile et artificielle.

Nous nous contenterons d'énumérer les principales variétés qu'on est appelé à rencontrer.

Dans l'immense majorité des cas la pyonéphrose succède à une urétéro-pyélite d'origine vésicale ou génitale. Les rétrécissements de l'urèthre, les cystites des rétrécis, des blennorrhagiques, des calculeux, des prostatiques sont très fréquemment la cause d'inoculation secondaire des uretères et des reins aboutissant à des pyélites avec rétention. Notre collègue et ami Hallé (1) a parfaitement étudié et démontré la marche ascendante de ces affections que favorisent, d'une part des phénomènes mécaniques, la stase et la tension du liquide dans le réservoir vésical, d'autre part la pénétration dans l'appareil urinaire de micro-organismes capables de déterminer des lésions inflammatoires suppurées.

Plus rarement des hydronéphroses ayant évolué pendant de longues années d'une façon aseptique, se transforment brusquement, sous l'influence d'une contamination infectieuse en véritables pyonéphroses, contamination qui résulte, soit de cathétérismes septiques, soit de lésions suppurées des voies urinaires inférieures. Israël a publié récemment une observation de pyonéphrose aiguë, dans laquelle des accidents graves, survenus brusquement, étaient dus, très vraisemblablement, à l'infection d'une hydronéphrose ancienne par l'ascension de la blennorrhagie. L'élimination par le rein de micro-organismes pyogènes peut aussi déterminer la suppuration de l'hydronéphrose.

Les traumatismes du rein se compliquent quelquefois de suppuration. Il est facile de concevoir qu'à la suite d'une contusion de cet organe ayant amené la production d'une hématonéphrose, l'inoculation de l'épanchement sanguin ait ou pour conséquence sa transformation en pyonéphrose. M. Tuffier (2) dans une étude sur les traumatismes du rein a relevé six cas d'abcès et onze cas de pyélonéphrites suppurées consécutives à des contusions. Dans les plaies du rein la suppuration, est relativement rare, sauf dans les cas de

(1) HALLÉ. *Urétérites et pyélites*. Th. de Paris, 1887.
(2) TUFFIER. Traumatismes du rein. *Arch. génér. de méd.*, 1888.

blessures par armes à feu, surtout si elles sont accompagnées de corps étrangers.

Les pyonéphroses calculeuses qu'on rencontre très fréquemment comprennent deux variétés bien tranchées, qu'il importe de distinguer.

Dans la première, pyonéphroses primitivement calculeuses, la lithiase est le premier phénomène, et l'affection, après avoir présenté, pendant plus ou moins longtemps, les seuls symptômes de calculs du rein se transforme en pyélo-néphrite suppurée, puis en pyonéphrose sous l'influence de la pénétration de micro-organismes dans le bassinet et dans le rein.

Dans la seconde, pyonéphroses secondairement calculeuses, l'urétéro-pyélite ascendante est la première en date et se complique plus ou moins tardivement, de la formation secondaire de calculs phosphatiques, qui ne sont qu'un épiphénomène de l'affection primitive.

Si dans toutes les variétés que nous venons d'énumérer, il est possible de suivre la filiation des accidents, l'étiologie de certaines pyonéphroses restent quelquefois entourées d'une grande obscurité. Nous rapporterons l'observation d'un malade opéré par M. Guyon pour une volumineuse pyonéphrose, qui, depuis sa plus tendre enfance, avait toujours rendu des urines purulentes, sans qu'on ait jamais pu trouver une explication satisfaisante de cette particularité.

La tuberculose rénale donne quelquefois lieu dans ses périodes avancées, à de véritables tumeurs pyonéphrotiques. Nous ne nous occuperons pas de cette variété dont l'étude se rattache directement à celle des lésions tuberculeuses du rein.

Après avoir brièvement énuméré les causes et les différentes variétés de pyonéphroses, voyons rapidement les lésions anatomiques de cette affection.

La lésion dominante et essentielle consiste dans la dilatation du bassinet et des calices avec refoulement de la substance du rein plus ou moins atrophiée et sclérosée. Il existe naturellement tous les intermédiaires entre la pyélite accompagnée d'une légère dilatation et les énormes tumeurs pyonéphrotiques, contenant plusieurs litres de liquide et envahissant une grande partie de la cavité abdominale. Si nous prenons pour type une lésion de moyenne intensité, le rein est augmenté de volume, vaguement lobulé à la superficie, présentant des bosselures fluctuantes, à parois plus ou moins amincies suivant le degré d'atrophie de la glande à ce niveau. En ouvrant le rein par sa face convexe on constate l'existence d'une cavité centrale formée par le bassinet dilaté et communiquant par des orifices plus ou moins larges avec une série de loges secondaires constituées par les calices distendus. La muqueuse est ordinairement lisse, de teinte ardoisée, souvent ecchymosée ou recouverte de pseudo-membranes. La substance du rein, d'autant plus amincie que la dilatation des calices est plus accentuée, envoie, dans la cavité centrale, des prolongements en éperons qui ne sont que les colonnes de Bertin ayant plus longtemps résisté à la distension. Cette disposition cloisonnée de la tumeur a une importance capitale parce que l'incision simple de la cavité est insuffisante et doit être suivie de la section de ces cloisons et du débridement de ces foyers. M. Guyon dans une de ses leçons cliniques (1) a signalé une forme particulière du rein que l'on trouve dans certains cas de pyonéphrose calculeuse. L'augmentation de volume de l'organe détermine l'incurvation de ses deux extrémités, qui tendent à envelopper dans une demi-circonférence toute la région du bassinet. Le rein prend alors la forme d'un fer à cheval et le bassinet envoie dans chacune de ses extrémités deux prolongements, l'un inférieur, l'autre supérieur, situés au-dessus et au-dessous de la grande cavité centrale. Des calculs se trouvent fréquemment enclavés et dissimulés dans ces deux prolongements et leur ablation soit avec les doigts, soit avec des instruments appropriés, présente une réelle difficulté.

Par suite d'une distension progressive les loges secondaires s'aggrandissent, se fusionnent les unes avec les autres par l'effacement des cloisons et il n'existe bientôt plus, dans les énormes pyonéphroses, qu'une vaste cavité sans anfractuosités, entourée d'une mince coque fibreuse, dans laquelle toute trace de tissu rénal a complètement disparu.

Le contenu de la tumeur est un liquide purement purulent ou mélangé avec l'urine en proportions variables, passant du brun foncé au jaune verdâtre, d'odeur souvent très fétide. Il contient des micro-organismes, en particulier la bactérie pyogène, étudiée par Hallé et Albarran, soit à l'état de pureté, soit mélangée à d'autres microbes.

Le bassinet et les calices contiennent fréquemment des concrétions

(1) GUYON. De la taille rénale. *Ann. Org. génit. urin.*, 1887.

calculeuses, calculs primitifs d'acide urique ou d'oxalate de chaux, arrondis ou rameux, dans les cas de lithiase primitive, ou, plus généralement, des calculs secondaires de phosphate de chaux. L'anfractuosité de la tumeur, le nombre et le petit volume de ces concrétions, leur enclavement dans les calices ou la substance du rein rend leur extirpation très difficile et, dans nombre de cas, malgré des recherches très soigneuses le rein n'en avait pas été complètement débarrassé.

Dans quelques observations on signale dans le parenchyme ou dans la capsule du rein des abcès sans communication avec le bassinet. Les recherches de notre collègue et ami Albarràn nous rendent compte de leur formation. Dans de récents travaux (1) il a démontré que les bactéries contenues dans le bassinet ne tardent pas, en suivant les espaces lymphatiques à pénétrer dans la capsule propre de la glande et même à la traverser en donnant naissance à des abcès capsulaires ou sous-capsulaires et à des collections périnéphrétiques. Dans une de nos observations il existait un volumineux abcès sous-capsulaire complètement indépendant de la collection purulente du bassinet, et nous avons pu voir cette année une pièce recueillie par notre collègue Vignard dans le service de M. Guyon, dans laquelle la glande rénale était complètement isolée au milieu d'une vaste nappe purulente sous-capsulaire. Il est bon d'être prévenu de ces faits pour éviter de faire une opération incomplète. Après avoir incisé un abcès glandulaire ou sous-capsulaire on pourrait croire, en effet, avoir terminé l'opération alors qu'il existerait une seconde collection purulente dans le bassinet.

Les lésions périnéphrétiques font parfois complètement défaut. L'atmosphère cellulo-adipeuse peut rester parfaitement saine sans trace de lésions inflammatoires. Ce sont là des cas exceptionnels. La pyonéphrose est, en effet, presque toujours accompagnée de périnéphrite, caractérisée par l'induration ou le développement anormal du tissu graisseux avoisinant. La transformation purulente de ce tissu n'est même pas rare, et, par les décollements que provoquent ces foyers périnéphrétiques, par les clapiers profonds qu'ils forment, à la partie supérieure sous les côtes et jusqu'au niveau du diaphragme, à la partie inférieure jusque dans la fosse iliaque ils deviennent, comme nous le verrons plus tard, une sérieuse complication du traitement.

(1) ALBARRAN. *Étude sur le rein des urinaires*. Thèse de Paris, 1889.

Les lésions de l'uretère jouent un rôle considérable dans les pyoné-phroses ; ce sont elles qui, par l'obstacle qu'elles apportent au libre écoulement de l'urine et du pus, sont presque toujours la cause directe de la rétention. Nous emprunterons leur description succincte à la thèse de Hallé (1), qui le premier les a bien étudiées.

Il en existe deux types bien distincts.

Dans le premier type, les uretères sont dilatés, augmentés de volume ; leur calibre atteint celui du petit doigt, du pouce et même d'une anse d'intestin grêle. Ils sont allongés, moniliformes, spiroïdes, présentant des rétrécissements particulièrement en deux points : à la jonction de l'uretère avec le bassinet dans leur partie supérieure et au niveau de leur point d'abouchement dans la vessie à leur partie infé-rieure. Dans leur intérieur on constate l'existence de véritables rétrécissements, brides, valvules ou éperons saillants à la face in-terne de leurs parois, lésions plus accentuées aux deux extrémités du conduit. Il n'existe habituellement pas de périurétérite.

Dans le second type les lésions sont différentes. Ici la périurétérite joue le rôle principal. Les uretères sont entourés d'un tissu fibro-grais-seux induré, leur paroi est épaissie, sclérosée ; ils sont raccourcis, rectilignes et présentent des rétrécissements bien différents des pré-cédents, annulaires, fibreux, comme cicatriciels sans aucune fixité dans leur siège. La lésion est le plus souvent unilatérale.

Ces altérations de l'uretère sont l'obstacle le plus sérieux à une guérison complète après la néphrotomie et sont une des causes les plus puissantes de la persistance des fistules urinaires.

La tumeur pyonéphrotique donne lieu à des symptômes constants qui sont : l'existence d'une tumeur rénale, des urines actuellement ou autrefois purulentes et des phénomènes généraux variables.

La tumeur est tout d'abord lombaire, puis à mesure qu'elle s'accroît elle envahit successivement le flanc et une partie de la cavité abdo-minale. Son volume peut varier d'un jour à l'autre suivant qu'elle parvient à se vider plus ou moins complètement dans la vessie. Spon-tanément douloureuse, la pression dans l'angle costo-vertébral aug-mente la douleur, et la palpation bimanuelle fait constater un signe très important n'appartenant qu'aux tumeurs du rein, le ballottement

(1) HALLÉ. *Loc. cit.*

rénal découvert par M. Guyon. Il existe de la matité, plus rarement de la fluctuation et presque toujours une rénitence particulière, donnant la sensation d'une poche fortement tendue. L'exploration de l'uretère par la palpation abdominale est douloureuse et il est même quelquefois perceptible sous la forme d'un cordon dur roulant sous le doigt.

Les urines sont variables comme quantité et il existe quelquefois de la polyurie trouble, plus souvent de la pyémie avec dépôt purulent de plusieurs centaines de grammes. Lorsqu'il y a oblitération de l'uretère les urines sont quelquefois limpides, mais alors en recher-chant dans les antécédents du malade la période de pyurie n'est géné-ralement pas difficile à retrouver.

Les symptômes généraux ne font presque jamais défaut. Ce sont des troubles digestifs, une augmentation de la soif, la perte de l'ap-pétit, des nausées, des vomissements. La température s'élève le soir et le malade amaigri, émacié, en proie à une véritable infection septi-cémique, arrive rapidement à une période d'hecticité et de cachexie qui mettent ses jours en danger.

Les pyonéphroses se présentent au clinicien d'une façon un peu dif-férente suivant que la rétention rénale est complète ou incomplète.

La rétention complète ne survient que dans les périodes avancées de la maladie et est la conséquence d'une oblitération totale de l'uretère. On ne la constate guère que dans ces énormes tumeurs où la distension et l'atrophie du parenchyme rénal ont supprimé ses fonctions d'excrétion et transformé l'organe en un véritable kyste à parois fibreuses et à contenu purulent.

Bien plus fréquente est la rétention incomplète sous deux types cliniques qu'il importe de distinguer.

Dans le premier type il y a rétention avec distension. La tumeur lombaire est permanente, la pyurie continue ; l'évacuation du pus et de l'urine entravée par les lésions uréthrales se fait d'une façon insuf-fisante et seulement sous l'influence de la pression intra-rénale due à l'accumulation du liquide. Il en résulte que le bassinet n'arrive jamais à se vider complètement dans la vessie et qu'il existe perpétuellement un certain degré de rétention incomplète.

Dans le second type la rétention est intermittente. Sous l'influence d'une cause occasionnelle banale, quelquefois sans causes apprécia-bles, la pyurie disparaît, les urines deviennent claires et limpides, les phénomènes généraux s'aggravent, la fièvre s'allume et la tumeur rénale augmente de volume avec exaspération des douleurs locales. Il y a alors vraiment une rétention complète, mais qui n'est que temporaire. Au bout de quelques jours survient une abondante débâcle purulente, la fièvre disparaît, les urines contiennent de nouveau du pus, et la tumeur lombaire n'est plus appréciable à la palpation. Ces accès de rétention se répètent à intervalles de moins en moins éloignés, laissant chaque fois le malade plus affaibli et dans un état plus précaire.

Quelle que soit la forme sous laquelle se présente la pyonéphrose, l'intervention chirurgicale est indiquée dès qu'il y a rétention et nous croyons que les opérations donneront des résultats d'autant meilleurs que la maladie n'aura pas encore créé des lésions irréparables des reins et des uretères.

CHAPITRE II

Longtemps abandonnées aux seules ressources de la thérapeutique médicale, les affections suppurées des reins réclament une intervention vraiment chirurgicale toutes les fois qu'il y a distension des calices et du bassinet avec accumulation de pus dans le rein, c'est-à-dire dès qu'il existe une pyonéphrose. L'évacuation de la collection purulente, l'ablation de calculs, développés primitivement ou secondairement dans le bassinet par la néphrotomie, ou l'extirpation complète de l'organe, lorsque son atrophie progressive ne lui permet plus de remplir, même partiellement, son rôle dans la dépuration urinaire, sont, actuellement, des opérations qui s'imposent.

Traitement préventif. — La tumeur pyonéphrotique est généralement précédée d'une période de pyélite et de pyélonéphrite sans distension, pendant laquelle un traitement préventif, dirigé contre les causes de l'affection ascendante, sera d'une grande efficacité et pourra souvent prévenir cette complication. Variable suivant la nature des lésions primitives, il aura pour objectif, d'une part, de s'opposer à la stase urinaire dans le réservoir vésical, d'autre part, d'obtenir une guérison aussi complète que possible de l'affection inflammatoire de la vessie, propagée à l'uretère et au rein. M. Guyon a, maintes fois, dans ses leçons cliniques, insisté sur l'importance de ce traitement des voies urinaires inférieures, qui permet d'obtenir la guérison d'une urétéro-pyélite de date récente, ou, si les lésions sont très anciennes, permet quelquefois d'éviter l'aggravation de l'affection et la redoutable complication d'une rétention rénale purulente.

Chez les rétrécis l'indication est formelle, et, c'est à la dilatation progressive du canal ou, si elle est insuffisante, à l'uréthrotomie interne, faite d'une façon antiseptique, qu'il faut avoir recours. Dans les lésions vésicales sans rétrécissement de l'urèthre, c'est la cystite que l'on doit combattre activement. Quelle que soit l'origine de la cystite le traitement doit toujours poursuivre ce double but : modifier les lésions inflammatoires de la muqueuse par des lavages modificateurs et antiseptiques, éviter la stagnation de l'urine par des évacuations méthodiques et progressives, s'il y a distension. Dans les cystites rebelles on ne doit même pas craindre de recourir à la fistulisation de la vessie par la taille. Sous l'influence de ce traitement, énergiquement dirigé contre les causes de l'affection, on verra survenir l'amélioration de l'urétéro-pyélite, quelquefois même sa guérison complète.

Chez les malades atteints de calculs du rein sans suppuration ou d'anciennes hydronéphroses, chez les prostatiques avec rétention et distension vésicale, nous ne saurions trop recommander de s'assurer de l'asepsie parfaite des instruments employés pour le cathétérisme ; les voies urinaires supérieures présentant chez eux des conditions toutes particulières de réceptivité pour les micro-organismes qu'un cathétérisme septique peut y introduire.

Au traitement de la lésion des voies urinaires inférieures doit se joindre une thérapeutique dirigée contre la pyélo-néphrite. On agira localement sur les reins par les révulsifs, les applications de ventouses sèches, l'enveloppement de la région par de larges cataplasmes et de grands bains prolongés ; on relèvera l'état général par les préparations de quinquina et les sels de quinine, mais ce qu'il serait surtout important d'obtenir, c'est l'antisepsie de l'appareil urinaire supérieur par élimination à travers le rein de médicaments antiseptiques. Bien des essais ont été faits dans ce sens et sont actuellement poursuivis par M. Guyon, sans que les résultats aient encore donné une complète satisfaction. Pour M. Terrier, c'est par l'ingestion stomacale du biborate de soude que l'on réussirait le mieux à faire l'antisepsie de l'appareil urinaire. Malheureusement certains malades ne peuvent supporter les doses élevées nécessaires pour obtenir un sérieux résultat.

Nous n'insisterons pas davantage sur ce traitement préventif, ayant surtout pour but l'étude du traitement, purement chirurgical de la pyélite arrivée à sa période de rétention.

Dès que l'examen clinique a fait constater l'existence d'une accumulation de pus dans le rein il y a une indication opératoire très justifiée. Nous examinerons d'abord les résultats des ponctions aspiratrices, du drainage par la canule à demeure et des lavages du bassinet par le cathétérisme des uretères, pour aborder ensuite l'étude des deux opérations, dont l'opportunité, dans les suppurations rénales, a été l'objet de nombreux travaux français et étrangers, la néphrotomie ou taille rénale et la néphrectomie.

I. — **Ponctions aspiratrices et drainage par la canule à demeure.**

Les ponctions simples ou aspiratrices dans les affections suppurées des reins ne sont habituellement qu'un moyen de diagnostic qui ne doit jamais être négligé parce qu'il sert à confirmer la nature purulente de la tumeur et donne souvent la certitude de la présence de calculs dans le rein ou le bassinet. Morris pense que le lieu d'élection doit varier suivant les circonstances. S'il existe un point saillant, mince et fluctuant, c'est là qu'il faut enfoncer le trocart. Quand il n'existe ni coloration de la peau, ni saillie qui indique un point précis le meilleur endroit serait à gauche à 25 millim. au-dessous du dernier espace intercostal, et, à droite, pour éviter de blesser le foie, à moitié chemin entre la dernière côte et la crête iliaque, de 25 à 35 millim. en arrière de l'épine iliaque antéro-supérieure. La ponction doit toujours être extra-péritonéale parce qu'il est inutile de s'exposer à blesser l'intestin ou à faire couler dans la cavité séreuse du sang ou du pus, pouvant donner lieu à des accidents mortels.

Si la ponction est un moyen d'exploration précieux peut-elle être considérée comme un procédé de traitement efficace pour la cure des pyonéphroses? Dans quatre observations, que nous rapportons, des ponctions aspiratrices répétées ont été suivies d'une guérison complète.

OBSERVATION I. — *Kyste suppuré du rein. — Quarante-sept aspirations simples. — Guérison.* Par M. DIEULAFOY. *Gaz. hebd. méd., et chir.*, 1877, n° 5, p. 71. Résumée.

M. P..., est goutteux et calculeux. En 1826, il a été soigné par Dupuytren pour un catarrhe vésical et opéré de la pierre en 1836 par Sanson. Depuis cette époque, c'est-à-dire depuis quarante ans, il ne se passe pas de semaines *qu'il ne rende en urinant des graviers nombreux et assez volumineux.*

Dans le courant de 1872, il éprouva dans le ventre une sensation de gêne et de pesanteur et s'aperçut que l'abdomen prenait de fortes proportions. Ces symptômes augmentèrent graduellement, puis, au mois de février 1873 l'appétit diminua, cessa complètement, la fièvre et l'oppression apparurent et en quelques jours la dyspnée fit de rapides progrès.

M. le Dr Dieulafoy, appelé à lui donner ses soins, diagnostiqua une hydronéphrose du rein droit, devenue suppurée depuis quelques temps.

L'évacuation du liquide fut décidée et pratiquée séance tenante. La ponction fut faite avec l'aiguille n° 2, à cinq cent. à droite de l'ombilic. En quarante minutes, il fut retiré quatre litres et demi de liquide louche en voie de purulence. La poche contenait certainement six à sept litres. Après l'issue de ce liquide le malade se sentit très soulagé.

28 mars. Nouvelle ponction à quelques centimètres en dehors de la précédente et évacuation de 3 litres de liquide purulent.

3 avril. Nouvelle aspiration de 2,200 gr. de liquide. On retire successivement : le 22 avril 950 gr.; le 2 mai 750 gr.; le 28, 160 gr.; le 12, 1,200 gr.; le 17, 1,350 gr.; le 21, 1,500 gr.; le 26 1,000 gr.

La santé du malade s'améliore tous les jours. 1er juin, 250 gr.; le 6 juin, 1,200 gr.; le 14, 1,100 gr.; le 27, 1000 gr.

Du 4 juillet à la fin de décembre 15 ponctions fournissant 17 litres de pus.

A partir du 1er janvier 1874 on ne fait plus qu'une ponction par mois et en 7 mois il est retiré 7 litres de liquide purulent.

A dater du mois de juin la date des ponctions est encore éloignée. Dans le courant de 1875, 5 ponctions de 400 à 600 gr. chacune.

En 1876 deux ponctions seulement. Six mois après la dernière, nouvelle tentative mais il n'existe plus de liquide.

La santé de M. P..., qui a toujours été s'améliorant est actuellement des plus florissantes, mais il rend en urinant et toujours sans douleurs de nombreux graviers.

OBSERVATION II. — *Abcès du rein traité par l'aspiration*. ARTHUR LUCAS. *Lancet*, 1878, v. II, p. 487.

Le 3 octobre 1876, j'étais appelé à donner mes soins à une femme âgée de 62 ans. Elle se plaignait de nausées, de vomissements et de douleurs dans le côté droit de l'abdomen avec irradiations dans le dos et déclara que ces symptômes étaient survenus depuis quelques semaines. La température était élevée, le pouls à 100 pulsations. Pas de frissons. La palpation du ventre faisait reconnaître une tuméfaction très appréciable dans la région latérale droite. L'urine était trouble, peu abondante, d'une densité de 1030 avec un dépôt jaunâtre et 1/3 d'albumine. L'examen microscopique décela de nombreux globules de pus.

Au mois d'octobre dernier cette femme avait eu de violents accès douloureux dans le flanc droit avec élévation de la température et fréquence du pouls.

A quatre pouces et demi à droite de l'ombilic existait un point douloureux, empâté, mat et l'on sentait une tumeur profonde sans adhérences avec la paroi. L'embonpoint de la malade ne permettait pas de sentir le bord du foie, mais il existait une zone sonore entre les côtes et la tumeur.

8 août. Il existait une large tuméfaction dans la région lombaire et l'on sentait nettement une tumeur arrondie, demi-solide, de la grosseur d'une balle de cricket. Les douleurs étaient très vives, l'état général mauvais.

Le 10. Ponction aspiratrice donnant issue à 10 onces d'un liquide brunâtre, suivi bientôt de 10 onces. de pus. Occlusion de la piqûre avec du collodion.

Le jour suivant, l'urine était presque limpide, ne contenant qu'un quart d'albumine avec un dépôt de sels mais pas de pus. La douleur diminua rapidement et la santé générale s'améliora.

25 octobre. Réapparition des douleurs et d'urines purulentes. Nouvelle ponction aspiratrice évacuant 16 onces de pus et lavage de la poche.

Depuis cette seconde ponction la malade a recouvré complètement la santé et la tumeur ne s'est pas reformée.

OBSERVATION III. — *Abcès du rein traité par de fréquentes ponctions. Guérison. THOMAS EDWARDS. Lancet, 15 mars 1886.*

Le 4 décembre 1881 M. W..., âgé de 23 ans, qui venait tous les jours d'un village voisin travailler à Londres se plaignit, à la suite de cette course, de vives douleurs dans la région lombaire. Toujours bien portant auparavant, les douleurs lombaires qu'il éprouvait furent prises pendant 18 mois pour un lumbago et une affection du foie.

M. Edwards trouva le malade très amaigri ayant l'aspect phtisique à la dernière période. Le rein droit était très douloureux à la pression et il semblait exister une fluctuation profonde entre la crête iliaque et la dernière côte. L'urine était peu abondante, très colorée, albumineuse, mais ne contenant ni sang, ni pus. Un trocart fut introduit obliquement, dans toute sa longueur, entre la dernière côte et la crête iliaque, à deux pouces de la colonne vertébrale et une grande quantité de pus crémeux fut évacué. Pendant deux jours il y eut de l'amélioration puis les symptômes reparurent. Nouvelle ponction donnant une demi-pinte de pus. Ces ponctions furent répétées cinq fois et donnèrent en tout trois pintes et demie de pus. La santé s'améliora rapidement, les douleurs et la fièvre disparurent et le malade recouvra l'appétit.

Une nouvelle ponction donna issue à trois pintes de liquide clair, de coloration ambrée, ressemblant à de l'urine. Après quelques autres ponctions fournissant de moins en moins de liquide, toujours limpide, le malade recouvra complètement la santé et put de nouveau faire de longues marches. L'urine redevint normale.

Observation IV. — *Hystérectomie pour un fibrome de l'utérus compliqué d'hydronéphrose suppurée. — Traitement de la tumeur rénale par les ponctions aspiratrices. — Guérison.* Pozzi. *Ann. de gynécol.*, 1884, t. II, p. 1. Résumée.

Femme, 43 ans, Esther I..., couturière, entrée le 27 août 1883 à l'hôpital Pascal. Réglée à 14 ans. Pas d'enfants, ni de fausses couches.

Deux tumeurs remplissent l'abdomen, l'une médiane est un corps fibreux, du volume d'une tête d'adulte, dont le début remonte à huit ans, l'autre, située dans l'hypochondre, le flanc et la fosse iliaque du côté droit, était fluctuante et datait de quatre ans. Ces deux tumeurs se sont développées lentement; sans donner lieu à d'autres symptômes morbides qu'une légère douleur locale et une gêne croissante pour la marche. Jamais de coliques néphrétiques, ni de pus dans les urines.

Entrée à la Pitié le 14 juillet 1883 dans le service du professeur Brouardel elle y subit une ponction de la tumeur liquide pour laquelle on porta le diagnostic d'hydronéphrose. On retira 600 grammes d'un pus verdâtre. La tumeur s'emplit de nouveau et une nouvelle ponction fut faite, probablement dans le corps fibreux, car elle ne donna issue à aucun liquide.

A ce moment, la malade entre à l'hôpital Pascal. Tout l'espace entre les fausses côtes et le bassin est rempli par un kyste fluctuant. État général mauvais, perte de l'appétit et des forces, fièvre hectique à accès vespéraux, urine légèrement albumineuse.

On se résolut à scinder en deux l'opération et à évacuer d'abord le kyste par une ponction aspiratrice pour pouvoir maintenir la poche affaissée pendant quelque temps et pratiquer l'hystérectomie; le traitement ultérieur de l'hydronéphrose suppurée devant être poursuivi plus tard.

Le 17 septembre 1888 ponction aspiratrice donnant issue à un litre et demi de pus épais, verdâtre. La tumeur du flanc disparaît presque complètement.

Le lendemain 18 septembre, ouverture de l'abdomen et hystérectomie longue et laborieuse. Suites de l'opération bénignes.

Dans les premiers jours de novembre la tumeur rénale augmente de volume, mais l'état général est bon et la malade, sur sa demande, quitte l'hôpital.

Au mois de janvier 1884 la poche purulente occupe, de nouveau, tout le flanc droit et la fosse iliaque. Le 20 janvier, ponction avec l'appareil Potain et évacuation de deux litres d'un pus verdâtre, inodore, contenant quatre grammes d'urée. La poche est lavée avec une solution de sublimé au 1/1000 jusqu'à ce que le liquide ressorte clair. Compression abdominale.

A la suite de cette opération il n'est survenu aucun phénomène morbide. La poche est restée vide et rétractée au delà de toute attente.

Le 26 mars il n'y a pas trace de récidive. L'opérée a repris son travail, jouit d'une parfaite santé et il y a tout lieu d'espérer que la guérison est définitive.

Dans trois de ces observations, l'absence de pus dans les urines semble prouver que la tumeur pyonéphrotique, probablement consécutive à une hydronéphrose, formait un kyste à contenu purulent, complètement isolé de la vessie par oblitération totale de l'uretère. Dans l'observation de A. Lucas, il s'agissait probablement d'une pyonéphrose consécutive à une urétéro-pyélite ascendante et la disparition du pus dans les urines à la suite de la première ponction démontre que l'uretère était resté perméable.

Si, dans ce petit nombre de cas, le résultat a été excellent, il serait, néanmoins, bien illusoire de considérer les ponctions aspiratrices, même suivies de l'injection de liquides antiseptiques, comme une méthode générale de traitement. Presque toujours la rétention rénale purulente est accompagnée d'accidents graves, de forme septicémique, qui réclament un traitement chirurgical hâtif. La fièvre hectique, les troubles digestifs, l'affaiblissement progressif du malade nous semblent contre-indiquer cette thérapeutique nécessairement de longue durée, insuffisante pour remédier rapidement aux accidents. Ce traitement était encore justifié il y a quelques années, alors que l'ouverture du rein était regardée comme une dangereuse opération, mais, actuellement que des observations, chaque jour de plus en plus nombreuses, sont venues démontrer la bénignité de la taille rénale et l'amélioration immédiate qu'elle procure, la ponction dans les pyonéphroses doit certainement être abandonnée et réservée comme un moyen de diagnostic très utile.

Certains chirurgiens ont pensé que le drainage de la collection purulente par une canule à demeure suffirait pour enrayer les accidents et amener une guérison définitive.

En 1880, Wœlle (1), publiait une observation de pyonéphrose intermittente qu'il traita par la ponction et les lavages antiseptiques, au moyen d'une canule laissée à demeure, mais celle-ci s'échappa un jour et il fut obligé de recourir à l'incision du rein.

G. Simon (2), imagina dans le même but une canule d'une forme

(1) WŒLLE. *Corresp. F. Schweiz. Aertze.*, 1er sept. 1880.
(2) G. SIMON, *Chir. d. Niere.*

spéciale destinée au drainage de ces tumeurs. La courbure de cette canule est très prononcée, et présente une ouverture sur le point culminant de sa convexité. Après avoir fait pénétrer la pointe par la partie inférieure de la poche, il perfore une seconde fois les téguments, de l'intérieur vers l'extérieur, et maintient la tumeur, ainsi embrochée, au contact de la paroi. Le pus trouve alors une voie d'échappement suffisante par la fenêtre située sur la convexité de l'instrument et le liquide s'écoule par les deux extrémités.

Ces différents procédés, bien que fort ingénieux, ne donneraient jamais de résultats satisfaisants et nous sommes persuadé que la néphrotomie sera, dans tous les cas, bien préférable aux ponctions et au drainage même suivis de l'injection de liquides antiseptiques.

II. — Lavages du bassinet.

Jusqu'à ces dernières années le cathétérisme des uretères n'avait jamais été employé que comme moyen de diagnostic, permettant de recueillir séparément l'urine excrétée par chacun des reins et de s'assurer, d'une façon positive, de la nature de la sécrétion d'un rein malade, de l'intégrité de son congénère ou de la bilatéralité des lésions. Le choix de l'intervention en était singulièrement facilité et l'on pouvait d'emblée recourir à une néphrectomie primitive sans craindre que des lésions bilatérales très avancées ne fussent la cause d'un résultat fatal à bref délai.

Dans un cas de pyélite, survenue comme complication d'une large fistule urinaire comprenant la vessie, l'utérus et les deux uretères, Nathan Bozeman eut l'idée de traiter localement l'affection suppurée du rein et de l'uretère par des lavages du bassinet fréquemment renouvelés et obtint une guérison rapide.

Encouragé par ce résultat, il appliqua cette nouvelle méthode à un second cas de pyélite chronique. Il créa une fistule vésico-vaginale par l'opération à laquelle il y a donné le nom de colpo-urétéro-cystotomie, puis par l'uretère, facilement accessible au cathétérisme, lava quotidiennement le bassinet avec une solution antiseptique, et obtint, en quelques mois la guérison complète de la cystite, de la pyélite et de la fistule vésico-vaginale.

Emmet revendique la première idée des lavages du bassinet dans les affections rénales suppurées, bien qu'il ne cite aucune observation de pyélite traitée par ce procédé. Dans une lettre publiée dans la thèse de Dunn-Sherwood il s'exprime de la façon suivante. « Pendant « bien des années, j'ai soutenu, qu'en cas d'inflammation, il serait utile « de laver les uretères et que l'on pourrait même, par ce moyen, « arriver à laver le bassinet et le rein. Plusieurs de mes collègues « connaissent mes vues à ce sujet, mais, pour une cause ou pour une « autre, je ne les ai jamais mises en pratique. »

Quoi qu'il en soit de ce débat de priorité, nous donnerons un résumé des observations de Bozeman, qui prouvent que ce traitement peut dans quelques cas, donner des résultats favorables.

OBSERVATION V. — *Urétéro-pyélite à la suite d'une large fistule de la vessie, de l'utérus et des deux uretères. — Lavages de l'uretère et du bassinet. — Guérison.* BOZEMAN. Th. de DUNN-SHERVOOD, Paris, 1888. Résumée.

Mme S. L...., âgée de 34 ans, entre dans le service du Dr Bozeman, à l'hôpital des Femmes, le 20 septembre 1886.

Cette femme a eu quatre enfants à terme et a fait une fausse couche. Pendant sa dernière grossesse elle se plaignit de douleurs dans la région lombaire gauche et remarqua que ses urines contenaient un dépôt abondant, muqueux et rougeâtre. A la suite de l'accouchement survint une eschare de la paroi vaginale antérieure et une énorme fistule vésico-utéro-vaginale. Les douleurs lombaires ne tardèrent pas à s'accentuer puis elle eut de la fièvre, des frissons, des nausées et des vomissements.

A son entrée, la malade est pâle, cachectique et les urines contiennent un dépôt abondant, d'épithélium, de sang et de phosphates. Dilatation vaginale pendant 2 mois.

3 décembre. On découvre l'orifice de l'uretère droit et ce n'est que le 17 décembre qu'on parvient à trouver celui de l'uretère gauche. Il est situé tout à fait sur le bord de la fistule et il s'en échappe du pus goutte à goutte. Une sonde introduite dans cet orifice ne peut pénétrer qu'à une profondeur de deux pouces.

Le 27. Une sonde correspondant au n° 7 français est introduite sans difficulté jusque dans le bassinet qui est lavé avec de l'eau phéniquée tiède jusqu'à ce que le liquide ressorte parfaitement clair. La sonde est laissée à demeure et le lavage renouvelé toutes les quatre heures. Ablation de la sonde au bout de vingt-quatre heures. La malade ne paraît avoir aucunement souffert de sa présence dans l'uretère.

5 janvier 1887. Le lavage du bassinet, avec une solution de bichlorure de mercure au 1/20000, a été continué quotidiennement et depuis le premier lavage les douleurs ont disparu ainsi que la fièvre. La malade a repris des forces et engraisse.

Le 22. L'écoulement purulent par l'urèthre a tellement diminué que le lavage n'est plus fait que tous les deux jours.

2 février. Lavages du bassinet tous les trois ou quatre jours seulement.

2 mars. La malade très améliorée retourne chez elle. Elle revient à l'hôpital le 27 avril, en bonne santé, ayant engraissé de 12 livres.

22 juin. Tout écoulement urétéral a complètement disparu et l'urine recueillie par le cathétérisme est normale.

En novembre 1887, on opère sa fistule et l'on obtient une réunion presque totale sauf un orifice admettant l'extrémité du petit doigt. La pyélite est complètement guérie.

OBSERVATION VI. — *Pyélite chronique traitée avec succès par la colpo-urétéro-cystotomie et les lavages du bassinet.* NATHAN BOZEMAN. *Americ. Journal of the med. sc.,* mars et avril 1888, p. 255.

Mme B..., âgée de 34 ans, entre à l'hôpital des Femmes le 27 février 1887. Elle eut cinq enfants sans accidents et devint veuve après 10 ans de mariage. Au quatrième mois de sa dernière grossesse, il y a environ trois ans, elle commença à souffrir dans la région lombaire droite et ces symptômes augmentèrent graduellement jusqu'au moment de son entrée. La douleur, variable comme caractère s'exaspérait généralement par l'exercice. Très aiguë et irradiée par instants, elle était plus fréquemment sourde et continue, limitée à la région lombaire. Pendant deux ans et demi les urines furent, presque constamment sanglantes. La malade se plaignit de mictions fréquentes, de ténesme vésical, d'étourdissements, de manque d'appétit, de nausées et de vomissements. Au mois de novembre dernier elle fut obligée de garder le lit pendant six semaines. De temps en temps survenaient de la dysurie avec paroxysmes douloureux, des vomissements et de la fièvre. Au cours d'une de ces attaques, elles trouva deux calculs dans son urine et, à la suite de l'expulsion du second calcul, l'hématurie cessa pour reprendre cinq jours après.

A son entrée la malade est pâle, amaigrie, souffre perpétuellement de la région lombaire droite. L'urine est acide, sanglante, albumineuse et contient un épais dépôt de sang et de pus. L'utérus est en rétroversion. L'exploration vésicale amena une exacerbation de la cystite.

6 décembre. La malade fut anesthésiée et l'on fit la colpo-urétéro-cystotomie. Après incision latérale de la paroi vaginale antérieure les muqueuses furent réunies par des points de suture au catgut. L'orifice de l'uretère, qui laissait sourdre une urine sanguinolente, fut débridé au bistouri dans son trajet intra-vésical et l'on introduisit un cathéter à olive (type français n° 8) dans l'uretère et jusque dans le bassinet sans rencontrer aucun obstacle. Le bassinet fut soigneusement lavé avec de l'eau phéniquée tiède jusqu'à ce que le liquide revint parfaitement clair et le cathéter laissé en place pendant trente-six heures. L'urine du bassinet, directement recueillie, était alcaline, sanglante, purulente et contenait des cristaux phosphatiques.

La semaine suivante nouvelle introduction du cathéter qui fut laissé à demeure pendant vingt-quatre heures.

Sa présence, à ces deux reprises, détermina des nausées, des vomissements et de vives douleurs. Après son ablation on remarqua qu'il avait pris une forme particulière et présentait deux courbures, à convexité opposée, situées dans un plan différent. La réunion des muqueuses vaginales et vésicales fut complète au bout de 10 jours.

On continua à introduire, tous les jours, le cathéter dans le bassinet et à le laver avec une solution de bichlorure de mercure au 1/20000.

Le traitement institué, l'urine fut fréquemment examinée et la quantité de pus et de sang alla, graduellement, en diminuant. Au bout de trois semaines l'urine était parfaitement limpide et ne contenait aucun dépôt.

Six semaines après le commencement du traitement on recueillit séparément l'urine de chacun des deux reins et l'on constata que l'urine excrétée par le rein droit était normale, sans albumine, avec quelques rares leucocythes. La douleur lombaire avait complètement disparu, et la malade avait recouvré ses forces et de l'appétit. Elle quitta l'hôpital le 12 août devant revenir aussitôt que sa santé serait complètement rétablie.

A son retour, au mois de novembre, elle ne souffrait plus, avait engraissé de vingt-cinq livres, était vigoureuse et bien portante.

Le jour de son entrée on introduisit un cathéter dans le bassinet qu'on laissa à demeure pendant quatre heures. Il n'y avait aucune trace de pus dans l'urine. Le jour suivant la malade eut des douleurs sur le trajet de l'uretère et l'urine contenait un peu de sang et de pus. Bien que ce fut le même cathéter, qui avait été employé auparavant, on attribua ce léger accident à son volume trop considérable pour l'uretère, qui n'était plus dilaté et à l'asepsie imparfaite de l'instrument. On employa alors un cathéter de plus petit calibre et après quelques lavages, l'urine redevint normale.

Le 4. Oblitération de la fistule vésico-vaginale et réunion rapide par première intention. A la suite survint un peu d'irritation vésicale qui disparut rapidement.

11 janvier. Cinq semaines après l'oblitération de la fistule, la malade est parfaitement bien portante, les symptômes rénaux et vésicaux n'ont pas reparu et l'urine est normale.

Bozeman fait suivre la relation de ces deux opérations de réflexions dans lesquelles il développe les avantages de sa nouvelle méthode qui prouve, dit-il, la possibilité de soigner localement et de guérir une affection grave du bassinet et de l'uretère.

Pour le chirurgien américain le premier acte du traitement consiste à créer une fistule vésico-vaginale par l'opération qu'il nomme colpo-urétéro-cystotomie, qui, seule donne un accès assez facile de l'uretère pour pouvoir répéter fréquemment le cathétérisme ; les autres procédés de cathétérisme avec ou sans dilatation préalable de l'urèthre, lui paraissant une manœuvre trop délicate et trop difficile pour avoir d'autre but que de faciliter un diagnostic.

La tolérance de l'uretère aux explorations chirurgicales lui semble démontrée par ce fait que chez la première malade la présence de la sonde à demeure dans le conduit pendant vingt-quatre heures, ne détermina ni gêne, ni douleurs et que chez la seconde, sa présence pendant trente-six heures consécutives, ne donna lieu qu'à des symptômes peu redoutables. Il n'y a, d'ailleurs aucune nécessité de laisser séjourner l'instrument dans l'uretère et son introduction quotidienne, pendant la durée du lavage est amplement suffisante.

Ces lavages méthodiques suppriment le séjour du pus et d'une urine ammoniacale dont le contact prolongé avec la muqueuse du bassinet ne peut qu'accentuer les lésions inflammatoires et le traitement se trouve agir à la fois, sur la cystite et la pyélite concomitante en supprimant la rétention, tant dans le réservoir vésical, que dans les voies urinaires supérieures.

Bien qu'il n'en ait pas encore fait l'essai, Bozeman pense que la dilatation progressive de l'uretère par des sondes de plus en plus volumineuses pourrait être avantageusement employée pour faciliter la descente d'un calcul engagé dans ce conduit. Ce moyen de traitement, ajoute-t-il, ne fait courir au malade aucun danger en comparaison de celui auquel l'exposent les opérations de néphrotomie et de néphrectomie qui doivent être réservées pour des périodes plus avancées de l'affection. D'ailleurs les opérations sur le rein n'agissent pas sur la cystite et il y a des chances, pour que, la cause première de l'affection subsistant, l'autre rein ne soit pas épargné. L'absence congénitale d'un rein et la pyélite bilatérale ne sont pas des contre-indications. L'accès facile de l'uretère à des sondes plus volumineuses que celles qu'on aurait pu introduire au travers l'urèthre permet de se renseigner parfaitement sur l'état des reins et si ce traitement semble insuffisant on peut recourir en toute connaissance de cause, à la néphrotomie ou à la néphrectomie.

L'opération de Bozeman sur la vessie n'est, en somme, qu'une simple colpo-cystotomie, non plus faite sur la ligne médiane, mais reportée latéralement au niveau de l'angle du trigone correspondant à l'uretère dont on se propose de mettre l'orifice à découvert. S'il lui donne le nom de colpo-urétéro-cystotomie, c'est que, l'orifice vésical de l'uretère étant normalement très étroit, il n'hésite pas à l'inciser au bistouri dans son trajet vésical, pour faciliter l'introduction de sondes dont le calibre permet d'obtenir un lavage efficace du bassinet.

Les observations sont encore trop peu nombreuses pour pouvoir se faire une opinion sur l'efficacité de ce traitement et l'on conçoit difficilement comment des suppurations rénales puissent guérir rapidement, alors que nous avons vu fréquemment des suppurations vésicales rester si longtemps rebelles à des lavages modificateurs. Cependant, dans les pyélites sans grande dilatation lorsque la rétention n'a pas produit de très sérieuses lésions du rein et de l'uretère, l'asepsie des voies urinaires supérieures, obtenue par l'injection directe de liquides antiseptiques dans l'uretère et le bassinet est certainement un but que l'on doit poursuivre et qui donnerait probablement d'excellents résultats.

M. Harrison (1) a cherché à obtenir le lavage du bassinet par un autre procédé. Il cite deux observations de malades présentant des symptômes de calculs du rein qu'il traita de la façon suivante. Après s'être assuré que la vessie ne contenait pas de calculs, il la remplit d'eau tiède qn'il maintint sous pression au moyen de l'évacuateur employé dans la litholapaxie. Au bout de quelque temps quelques morceaux de calculs furent retirés et le malade déclara : « qu'il avait senti quelque chose remuer dans son dos », d'où H. Harisson conclut qu'on peut dans certains cas, en maintenant la pression, intra-vésicale énergique dilater l'uretère et débarrasser ce conduit et le bassinet des concrétions ou du pus qu'ils contiennent.

Si les orifices des uretères dans la vessie ne sont pas dilatés ce reflux est certainement impossible, tout au plus pourrait-il se produire lorsque les uretères sont forcés. Ce traitement nous semble dangereux et absolument inapplicable.

(1) HARRISON. *Soc. méd. de Londres*, 7 et 21 février 1888.

III. — Néphrotomie.

La néphrotomie consiste dans l'incision du rein, la taille rénale.
Lorsqu'elle est suivie de l'extraction du calcul on a créé le nom de
néphrolithotomie ; mais il convient de préciser exactement le sens at-
taché à chacun de ses termes que tous les chirurgiens n'ont pas compris de la même façon.

Pour Morris la néphrolithotomie est une opération qui consiste dans
l'incision faite dans la substance sécrétoire ou dans le bassinet dans
le but d'enlever un calcul, et cela, avant que celui-ci n'ait désorganisé
la substance rénale ou n'ait transformé le bassinet en un vaste abcès.

L'interprétation de Le Dentu s'éloigne beaucoup de celle de Morris
car il appelle néphrolithotomie toute taille rénale dont le dernier temps
est une extraction de calcul sans distinction des cas ou le rein offre les
lésions de la pyélo-néphrite suppurée et de ceux où son état est voisin
de la situation normale.

A notre avis, la véritable interprétation est celle de Morris et nous
désignerons sous le nom de néphrotomie toute incision du rein faite
dans un autre but que celui d'en extraire un calcul bien qu'il arrive
fréquemment de trouver des concrétions calculeuses au milieu d'une
collection purulente.

L'historique de cette opération se trouve parfaitement décrit dans le
mémoire du Hévin (1) et dans l'ouvrage de M. Le Dentu (2) sur les affections chirurgicales du rein. Nous n'essaierons pas de rechercher à
qui doit revenir l'honneur de la première néphrotomie puisque les
auteurs les plus consciencieux qui se sont livrés à l'examen minutieux
des anciennes observations n'ont pu l'établir d'une façon indubitable.
En réalité, ce n'est que depuis les opérations de Bryant et Callender,
remontant toutes deux à l'année 1870 que les indications et le manuel

(1) Sur la néphrotomie ou taille du rein. *Mém. de l'Acad. de chir.* Ed. de 1819,
t. III, p. 262.

(2) Le Dentu. Affections chirurgicales des reins, des uretères et des capsules
surrénales. Paris, 1889.

opératoire ont été bien précisés et que cette opération s'est vulgarisée au point de devenir une des plus précieuses ressources de la chirurgie rénale.

Nous plaçons en tête un certain nombre d'observations inédites la plupart recueillies dans le service et la pratique de notre maître, M. Guyon et des tableaux donnant les résultats du plus grand nombre des néphrotomies faites en France et à l'étranger; ce qui nous facilitera notre tâche et nous permettra d'appuyer sur des faits les conclusions que nous espérons tirer de ce travail.

Dans certains cas, bien qu'il existe des symptômes très nets de pyonéphrose l'exploration directe et la néphrotomie font constater l'intégrité absolue du rein. L'observation suivante recueillie dans le service de M. Guyon est très instructive à cet égard. Il s'agit d'une jeune femme ayant des symptômes de pyonéphrose intermittente chez laquelle l'incision exploratrice et la néphrotomie ne fit rien découvrir d'anormal du côté des reins. Il s'agissait très probablement d'une collection purulente située sur le trajet de l'uretère et se vidant périodiquement dans la vessie.

OBSERVATION VII. — *Cystite. — Symptômes de pyonéphrose intermittente. Incision exploratrice et palpation directe du rein gauche à deux reprises différentes. — Néphrotomie à droite.* M. le professeur GUYON.

Une jeune femme de 20 ans est admise dans le service de M. le professeur Guyon pour une cystite. Pas d'antécédents tuberculeux dans la famille ; antécédents personnels strumeux. Plusieurs rétentions d'urine sans causes reconnues. En mai 1887, hématurie pendant 18 jours avec mictions fréquentes, frissons, douleurs lombaires. Il persiste de la cystite.

En avril 1888, nouvelle crise hématurique, qui dure six semaines jusqu'au moment de son entrée dans le service en juin 1888. A son entrée, douleur urétérale gauche par la palpation abdominale ; rein gauche douloureux à la pression bimanuelle, mais de volume normal. Pas de ballottement. Rien à droite. Pas de bacilles dans les urines. L'hématurie cesse trois jours après son arrivée.

Les mois suivants la cystite s'améliore, mais il existe de la pyurie intermittente. La douleur du rein et de l'uretère gauches est plus accusée pendant les crises de rétention. Nouvel examen du rein le 17 novembre, après chloroformisation et pendant une période de rétention. Le résultat est négatif.

A la fin de novembre surviennent des phénomènes généraux, troubles digestifs et légère élévation de la température. Les crises de rétention ont une durée de quarante-huit heures tandis que les périodes de pyurie durent de huit à dix jours. La cystite est très améliorée sous l'influence de lavages vésicaux au nitrate d'argent, mais la vivacité des douleurs rénales lui fait réclamer une intervention.

Le 4 janvier 1889 M. Guyon fait une incision exploratrice. La malade est chloroformée, et placée sur le côté sain, une alèze roulée sous le flanc pour faire saillir la région opératoire. La palpation bimanuelle ne donne aucun résultat. Incision verticale à sept centimètres des apophyses épineuses, légèrement oblique en bas et en dehors, allant de la dernière côte à la crête iliaque. Incision de la gaine du long dorsal ; la masse musculaire est réclinée en dedans. Section de l'aponévrose moyenne et le carré est récliné à son tour. M. Guyon déchire du bout des doigts l'atmosphère celluleuse. Le rein est facile à isoler et palpé sur toutes ses faces. Le bassinet paraît vide et n'est pas dilaté. L'exploration directe ne fait que confirmer les données déduites de la palpation médiate. Une intervention n'étant pas jugée nécessaire la plaie est refermée par des sutures musculaires au catgut et des sutures superficielles au crin de Florence. Drains dans l'angle inférieur de la plaie.

Le 8. Premier pansement. Urines purulentes.

Le 10. Second pansement. Urines claires.

Le 15. Réunion rapide de la plaie. La pyurie persiste.

La malade quitte l'hôpital en février.

Quelques mois après des symptômes de cystite aiguë reparaissent avec une nouvelle intensité et la malade rentre à l'hôpital le 13 juin 1888. Le toucher vaginal fait constater que l'uretère gauche est toujours douloureux et la moindre pression sur la vessie détermine les plus vives souffrances. Les urines sont peu abondantes et contiennent des fausses membranes constituées par de la fibrine et de l'épithélium vésical. L'examen bactériologique fait constater la présence de la bactérie pyogène mélangée à d'autres micro-organismes.

La température oscille entre 37° et 38°,8. Etat général mauvais.

Le 28 juin seconde intervention. Incision lombaire faite en dehors de la première et se confondant seulement avec elle par son extrémité inférieure. Le rein occupe sa situation normale et est absolument sain. Aucune altération du côté du bassinet. Huit jours après la plaie est complètement cicatrisée sauf à son angle inférieur.

Le pansement est définitivement enlevé le 20 juillet.

Disparition des phénomènes douloureux, mais la cystite semble s'être aggravée. Lavage de la vessie avec une solution de sublimé au 1/1000 après chloroformisation. Bien que suivi d'injections de cocaïne ce lavage fait souffrir atrocement la malade pendant deux jours. Le 10 août les urines sont limpides, peu abondantes, contenant quelques mucosités, mais les douleurs vésicales persistent bien que la malade se trouve un peu améliorée. A la fin d'août les phénomènes de cystite reprennent avec une nouvelle intensité sous l'influence de décharges purulentes qui semblent venir du rein. Le 3 septembre, nouveau lavage vésical au sublimé, qui semble amener une amélioration très réelle de la cystite.

Il existe toujours des symptômes de pyonéphrose et on observe une série de périodes pendant lesquelles les urines sont alternativement claires et purulentes. Avec la suppression du pus dans les urines coïncident une augmentation des douleurs rénales et de l'élévation de la température.

Depuis la seconde intervention les douleurs ne siègent plus à gauche, mais à droite et au point d'abouchement de l'uretère droit dans la vessie la pression détermine de la douleur dans un point très circonscrit. On croit percevoir le ballottement rénal du côté droit mais la sensation n'est pas nette.

Pendant tout le mois de septembre la pyurie est intermittente mais l'état vésical satisfaisant. La température oscille entre 38° et 39° pendant les accès de rétention.

M. Tuffier, suppléant M. Guyon, pense à une pyonéphrose à droite ayant déterminé des douleurs par sympathie du côté opposé.

Troisième intervention le 21 octobre 1889. Néphrotomie lombaire. Le rein droit apparaît sain, mobile dans sa capsule. Une incision pratiquée dans le tissu rénal permet d'introduire le doigt dans le bassinet qui n'est pas dilaté et ne contient pas de calcul, ni de pus. La plaie rénale est suturée au catgut, la plaie pariétale réunie, plan par plan, sans drainage. Réunion par première intention.

Les urines restent claires, mais la malade souffre toujours et la température reste élevée.

Actuellement le point douloureux semble plutôt urétéral que rénal et l'on croit sentir un empâtement profond sur le trajet de l'uretère. Cet état ne se modifie pas jusqu'au 20 novembre, époque à laquelle survint une abondante débâcle de pus au moment des règles. Peu à peu, la température redevient normale et la malade quitte l'hôpital.

Cette observation est intéressante à plusieurs titres. Elles confirme les expériences de M. Tuffier sur la facilité de réunion du tissu rénal et prouve que lorsque l'opération est faite sur un rein non suppuré la réunion par première intention est facile à obtenir ; elle démontre, en outre, que la pyurie intermittente n'est pas un signe infaillible de pyonéphrose et qu'une collection péri-urétérale en communication avec ce conduit peut donner lieu à ce même symptôme.

L'observation suivante offre beaucoup d'analogie avec la précédente.

B.   3

OBSERVATION VIII. — *Néphrotomie après cathétérisme des uretères dans un but diagnostic*. MAYO-ROBSON. *Brit. Med. Journ.*, octobre 1888, *in* thèse RÉCAMIER, 1889, p. 110.

Mme T..., 34 ans, entre le 18 juin 1888. Elle souffre depuis 9 mois de pyurie avec douleur génito-crurale. Mictions peu fréquentes mais douloureuses. Règles régulières. A l'entrée, l'urine rendue six fois par vingt-quatre heures est alcaline, très odorante, elle renferme un quart de pus, et quelques moules grumeleux. Légère sensibilité rénale droite.

La vessie paraît normale, mais en examinant la cavité pelvienne par palpation bimanuelle, on trouve une tuméfaction assez haute du côté droit, peu douloureuse, et sans rapports bien évidents avec la maladie.

24 juin. Uretère dilaté ; vessie, rien d'anormal, cathétérisme des uretères, sécrétion claire du côté gauche, urine purulente et odorante du côté droit.

La vessie est soigneusement lavée et immédiatement la néphrotomie est pratiquée ; mais on ne trouve pas de pus et le rein a une apparence absolument saine à la vue et au toucher. Drainage de la plaie, tube retiré le troisième jour, sutures enlevées le septième ; la plaie est fermée.

Il était évident que le pus entrait dans l'uretère à une place quelconque entre le rein et la vessie et, comme un gonflement pelvien avait été découvert avant l'opération précédente, on conclut que c'était là la source du pus et, comme la suppuration affaiblissait la malade on pensa à drainer et à évacuer cet abcès.

Après avoir prévenu la malade, et avec l'aide de mes collègues, j'ouvris l'abdomen sur la ligne blanche au-dessous de l'ombilic six semaines après la première exploration. L'abcès ayant contracté des adhérences solides on ne put faire qu'une ponction exploratrice. La malade guérit rapidement et depuis ce moment commença à rendre de moins en moins de pus dans l'urine, et la santé générale s'améliora.

Six mois après elle avait si bien repris ses forces qu'elle vaquait aux soins du ménage.

Dans les observations qui suivent, l'intervention eut lieu pour de véritables pyonéphroses et amenèrent une amélioration immédiate de la santé générale, mais elles furent presque toutes suivies de fistules urinaires ou purulentes.

OBSERVATION IX. — *Cystite douloureuse. — Taille vésico-vaginale. — Pyonéphrose consécutive du rein droit et pyélo-néphrite du rein gauche. —
Néphrotomie lombaire. — Persistance d'une fistule urinaire.* M. le professeur GUYON.

Mᵐᵉ B..., âgée de 38 ans, a toujours été bien portante jusqu'au moment
de son troisième accouchement à la suite duquel elle fut atteinte de pelvi-
péritonite, puis de cystite. Cette première attaque de cystite remonte à
une douzaine d'années. Pendant six mois les mictions furent fréquentes
et douloureuses; pas d'hématuries. A cette époque elle ne souffrait pas
encore des reins. La cystite ne tarda pas à s'améliorer bien qu'elle ne fît
aucun traitement.

En 1885, l'affection vésicale reparut avec une nouvelle intensité, accompagnée de coliques néphrétiques, d'émission de graviers dans les urines
et d'hématuries. Dans le courant de 1885 elle entra à l'hôpital et la cystite
était tellement douloureuse qu'on dut recourir à la taille vésico-vaginale.
La fistulisation de la veine produisit une amélioration immédiate des
symptômes vésicaux, mais les douleurs lombaires persistèrent. Six mois
après la fistule vésico-vaginale fut fermée et la malade demeura très bien
portante pendant trois mois au bout desquels les douleurs rénales et vésicales reparurent.

Elle revint à l'hôpital au mois d'avril 1887 avec une cystite intense et un
état général grave. Il existait de la pyonéphrose du côté droit, les urines
étaient très purulentes, la température élevée, l'appétit manquait et
l'amaigrissement faisait des progrès de jour en jour. Le rein gauche était
douloureux et augmenté de volume.

Néphrotomie lombaire le 10 juin 1887. Incision lombaire verticale et
ouverture du rein qui contient des calculs et peu de pus.

Les suites de l'opération furent très simples et la malade presque mou-
rante au moment de l'opération recouvre très rapidement les forces et
l'appétit. La fièvre disparut et les urines étaient beaucoup moins purulentes. Pendant les mois suivants la fistule lombaire laissait couler beaucoup d'urine et l'uretère était imperméable ce dont on s'assura à plusieurs
reprises.

Analyse des urines :

PAR LA FISTULE EN 12 HEURES	PAR LA VESSIE EN 12 HEURES
Quantité d'urine, 165 gr.	335 gr.
Aspect très purulent.	Beaucoup moins purulent.
Réaction alcaline.	A peine alcaline.
Urée, 1 gr. 92 par litre.	10 gr. 248 par litre.
Chlorures, 6 gr. 08.	12 gr.
Acide phosphorique, 3 gr. 25.	2 gr. 660.
Albumine totale, 2 gr.	Néant.
Pyine, 0 gr. 25.	Néant.

La malade quitte l'hôpital dans un état excellent au mois de novembre 1887. La fistule persiste mais l'uretère est devenu perméable.

Depuis la fin de 1887 jusqu'au mois de décembre 1889 la malade a pu faire les obligations de son métier sans aucune souffrance du côté des reins et de la vessie qui ait eu de la durée ou de l'intensité. Elle porte un urinal lombaire et perd de moins en moins d'urine par la fistule. Les urines rendues par la vessie sont à peine purulentes et leur quantité s'élève à 775 grammes en 24 heures.

Au mois de décembre 1889 la malade est atteinte de grippe et commence à souffrir de nouveau des reins. Cette crise douloureuse disparut rapidement.

L'examen de la région rénale droite montre une cicatrice normale avec une petite fistule pouvant admettre une bougie n° 15 ou 16. La région est un peu sensible, mais on ne sent pas le rein. Le rein gauche est augmenté de volume mais n'est pas douloureux. L'état général est satisfaisant.

OBSERVATION X. — *Pyonéphrose calculeuse.* — *Néphrotomie lombaire.* — *Mort de tuberculose pulmonaire.* M. le professeur GUYON (1). *Ann. des org. génit. urin.*, 1887. Résumée.

Homme de 46 ans, ayant passé de longues années dans les pays chauds où il contracta des fièvres intermittentes, une hépatite et la fièvre jaune.

En 1880, pendant un séjour à Nice, violentes crises douloureuses dans l'hypochondre gauche, qui se renouvelèrent tous les cinq ou six mois jusqu'en 1885. Jamais d'expulsion de graviers par les urines qui contenaient seulement du sable rouge. Depuis dix-huit mois, alternatives d'urines claires et chargées de pus. En 1885, le malade s'aperçoit pour la première fois d'une tuméfaction dans le flanc gauche, dont le volume diminuait lorsque les urines étaient purulentes. En 1886, diarrhée abondante, contenant des flocons verdâtres, ce qui fit penser à une évacuation de la tumeur par l'intestin.

En 1886, ponction exploratrice par M. le Dr Malherbe de Nantes qui diagnostiqua une pyélo-néphrite.

En octobre, le malade vint consulter M. Guyon. La tumeur occupait toute la région lombaire gauche et faisait en arrière une saillie très prononcée. Fluctuation, exploration peu douloureuse. La santé générale, sans être très mauvaise, avait subi une atteinte profonde et le malade s'affaiblissait de jour en jour. On porta le diagnostic de pyonéphrose, d'origine probablement calculeuse.

Néphrotomie lombaire le 8 novembre 1886. Incision verticale sur une ligne située à cinq travers de doigt de la crête lombaire, étendue des fausses côtes à la crête iliaque. Après avoir divisé la peau, l'aponévrose

(1) GUYON. De la taille rénale. *Ann. des mal. des org. génit. urin.*, 1887.

superficielle et les fibres du grand dorsal, on arrive sur l'atmosphère
cellulo-graisseuse sans rencontrer le carré lombaire. La poche incisée sur
une largeur de trois travers de doigt laisse échapper un flot de pus.
Ablation avec des tenettes de deux calculs de trois centimètres de longueur et extraction laborieuse, avec une pince forceps, d'un troisième
calcul rameux de cinq centimètres. Le rein, recourbé en forme de fer à
cheval, présentait deux prolongements en capuchon, situés au-dessus et
au-dessous de la cavité du bassinet.

L'exploration digitale ne fit rencontrer aucun autre calcul et, seulement,
des brides résistantes, qui cloisonnaient la cavité en tous sens. Lavage de
la poche, drainage et pansement de Lister.

Les suites de l'opération furent d'abord très simples. Le 14. Accès de
fièvre et frisson. Le lendemain même accident bien que rien, du côté de la
plaie, ne pût fournir l'explication de ces accidents.

Le 16. Hémoptysie abondante, qui se renouvelle le 17 et le malade suc-
combe le 20.

A l'autopsie le rein gauche est augmenté de volume et noyé dans une
masse de graisse considérable. Adhérences avec la masse intestinale et le
côlon descendant. Pas de péritonite. La coupe du rein montre que les
extrémités supérieure et inférieure sont recourbées en forme de crosse et
contiennent deux prolongements diverticulaires où sont dissimulés des
calculs. Ces prolongements communiquent avec le bassinet très dilaté,
offrant le volume d'une grosse poire et descendant à cinq centimètres au-
dessous du rein. Intérieurement on voit partir des cloisons charnues contenant un vaisseau de deux à quatre millimètres de diamètre avec des
parois ayant le quadruple de l'épaisseur normale. Le rein droit un peu
hypertrophié est congestionné mais sain. Au sommet du poumon droit
existe un foyer tuberculeux avec congestion périphérique.

OBSERVATION XI. *Cystite. — Pyonéphrose du rein droit ectopié. — Pyélo-
néphrite du rein gauche. — Néphrotomie lombaire. — Persistance d'une
fistule purulente.* M. le professeur GUYON.

L...., âgée de 32 ans, entre le 22 mai 1888, salle Laugier, n° 7.

Rien de particulier à noter dans les antécédents héréditaires ; accouchement normal il y a cinq ans. Le début de l'affection remonte à trois ans
et demi, époque à laquelle survint de la cystite, avec mictions fréquentes
et douloureuses et peu de temps après des douleurs de la région rénale
droite et des accès de fièvre.

Depuis ce moment les urines n'ont cessé de contenir du pus et, à intervalles irréguliers, survenaient des crises douloureuses lombaires toujours
plus accentuées du côté droit.

Il y a un mois violentes douleurs lombaires avec phénomènes généraux, vomissements, élévation de la température et développement d'une tumeur volumineuse dans le flanc droit.

M. Berger diagnostiqua une pyonéphrose dans un rein ectopié et envoya la malade à M. Guyon.

Au moment de son entrée elle est très amaigrie, pâle, et bien que l'auscultation ne révèle aucune lésion pulmonaire, ressemble à une tuberculeuse. La fièvre est rémittente, l'appétit fait totalement défaut et l'état général très grave.

Dans la région latérale droite de l'abdomen on délimite facilement une tumeur volumineuse, à grand diamètre transversal, lisse, rénitente, sans adhérence à la paroi. Le ballottement est très net et la tumeur ne semble pas déplacée par les mouvements respiratoires. La malade se souvient parfaitement qu'elle portait, autrefois, à ce niveau, une grosseur plus petite, mobile, se déplaçant dans les mouvements brusques. Le rein gauche est douloureux à la palpation bimanuelle et manifestement augmenté de volume.

Par le toucher vaginal on constate que la vessie est douloureuse lorsqu'on la comprime contre le pubis ; elle est en outre douloureuse au contact et à la distension. Les mictions sont fréquentes, les urines troubles, purulentes, albumineuses variant comme quantité de 1 litre à 1 litre 1/2 par jour.

Analyse des urines le 2 juin :

<pre>
Pyine.....................   0,40 centigr. par litre.
Albumine..................   0,50 centigr. par litre.
Urée......................   11 gr   par vingt-quatre heures.
</pre>

Au microscope on constate la présence de cylindres granulo-graisseux.

Néphrotomie lombaire le 22 juin 1888. Chloroformisation. Incision lombaire verticale à huit centimètres des apophyses épineuses, légèrement oblique en bas et en dehors, étendue des dernières côtes à la crête iliaque. On arrive facilement sur la tumeur que la main d'un aide refoule de l'abdomen vers la région lombaire. Le rein est largement ouvert et il s'en écoule une grande quantité de pus. La poche est soigneusement explorée avec le doigt, on ne trouve pas trace de calcul. Après un lavage à l'eau phéniquée, le drainage est assuré par deux gros drains en caoutchouc, fixés au tissu même du rein. La partie supérieure de la plaie est réunie par des sutures en étages, musculaires et superficielles.

Les urines, avant l'opération, contenaient à l'état de pureté la bactérie pyogène, et ce même micro-organisme fût retrouvé parmi beaucoup d'autres dans le vagin de la malade. Le pus de la tumeur rénale recueilli au moment de l'ouverture ne contenait que cette bactérie, dont la nature a été prouvée par son étude biologique et son inoculation aux animaux.

Les suites opératoires furent des plus simples. Pansement tous les jours et lavages de la poche. Dès le lendemain de l'opération la fièvre disparut et la température tomba à 37°.

L'état de la malade s'améliore rapidement ; elle reprend progressivement ses forces, recouvre l'appétit, engraisse et au bout d'un mois n'est plus reconnaissable. La fistule lombaire persiste mais semble uniquement purulente.

A la fin d'octobre, si ce n'était le persistance de la fistule, la malade serait complètement guérie. Les urines ne contiennent pas de pus, la cystite a presque disparu et il y a une amélioration très sensible du rein opposé, qui n'est plus douloureux à la pression et a diminué de volume.

La fistule s'est tellement rétrécie que l'introduction du drain devient impossible, mais, au mois de novembre, ce rétrécissement progressif amène de la rétention et de nouveaux accès de fièvre. La dilatation du trajet avec des tiges de laminaria facilite un nouveau drainage, et fait disparaître ces accidents. Il ne passe pas d'urine par la fistule et des injections de teinture d'iode me permettent de m'assurer que l'uretère est resté perméable. L'état général est excellent, la malade mange bien et ne souffre pas.

Au commencement de décembre, nouveaux accidents fébriles; le pus s'écoule difficilement et il faut presser sur la tumeur pour l'évacuer. Nouvelle dilatation du trajet.

Vers le milieu de décembre, en explorant la fistule j'obtiens très nettement la sensation d'un calcul enclavé dans le rein.

Le 21 décembre. Ablation du calcul. La malade étant chloroformée et le trajet fistuleux largement incisé, pour permettre l'exploration digitale de la cavité, on trouve dans la partie supérieure du rein, enclavé dans un calice un calcul qu'on ne parvient que difficilement à extraire, en faisant levier avec une branche de tenettes. C'est un petit calcul phosphatique de un centimètre et demi de long, sur un demi-centimètre d'épaisseur. Le lendemain la malade a des vomissement, mais se rétablit rapidement.

En décembre 1889 j'ai l'occasion de revoir la malade qui est restée toute l'année dans le service. Le rein paraît fermé, mais il existe toujours une petite fistule purulente. La pyélo-néphrite du côté opposé persiste bien que peu accentuée.

Pendant le courant de l'année, on lui a fait des injections iodées et de temps en temps des cautérisations de son trajet fistuleux avec des crayons au chlorure de zinc. Elle ne souffre pas, les urines sont rarement purulentes et ne sont plus albumineuses. Son état de santé est très florissant et si ce n'était la persistance de la fistule purulente, qui nécessite des pansements, elle pourrait reprendre toutes ses occupations. On lui fait actuellement l'électrolyse de son trajet fistuleux.

OBSERVATION XII. — *Cystite.* — *Pyonéphrose calculeuse du rein droit.* — *Néphrotomie lombaire. — Persistance d'une fistule purulente.* M. le Dr KIRMISSON.

L...., journalière, âgée de 25 ans, entre à l'hôpital Necker, dans le service de M. Guyon, salle Laugier, n° 15, au mois d'octobre 1888.

Cette jeune femme, dont les antécédents héréditaires n'offrent rien de spécial, a toujours été bien portante, quoique d'une constitution délicate. Règles régulières.

Il y a cinq ans elle accoucha à terme d'un enfant bien constitué ; suites de couches normales. Second accouchement le 21 avril 1887. La malade entre à la Maternité deux jours auparavant et l'on constate la présence d'albumine dans ses urines. Pendant le travail elle a une attaque d'éclampsie, mais l'accouchement se fait rapidement, sans intervention.

Les troubles vésicaux apparurent immédiatement après ce premier accouchement, depuis lequel les urines ont toujours contenu du pus. Cystite, d'ailleurs peu intense avec mictions légèrement douloureuses et un peu plus fréquentes.

Dès cette époque elle commença à souffrir des reins, particulièrement à droite, et fit, elle-même, la remarque que les douleurs étaient d'autant plus vives que la quantité de pus dans les urines était moins considérable.

Pendant seize mois elle reste en cet état, sans grande aggravation des symptômes. La santé générale s'altère cependant, d'une façon lente mais continue. Appétit diminué, troubles digestifs, pas de fièvre. Jamais d'hématuries.

Il y a deux mois violente crise douloureuse dans la région lombaire droite qui lui fait abandonner son travail. Les douleurs étaient tellement vives qu'elles empêchaient tout sommeil.

Quelques semaines après, elle s'aperçut qu'elle avait une grosseur dans le côté droit de l'abdomen et, effrayée, vint consulter à Necker.

A son entrée la malade est pâle, anémiée, très amaigrie, mais ne présente aucun signe de tuberculose. Les urines quelquefois claires et limpides contiennent le plus souvent un dépôt purulent variant de cinquante à cent cinquante grammes. Lorsque les urines sont claires la tumeur augmente de volume et devient très douloureuse. L'examen de la vessie et l'urine recueillie dans plusieurs verres démontrent que le pus ne vient pas de la vessie. La cystite est peu intense, la vessie peu douloureuse au contact et à la distension. Température normale. Par le toucher vaginal on s'assure que la vessie est peu douloureuse à la pression et l'on sent, très nettement, du côté droit, un cordon dur, qui semble être l'uretère augmenté de volume à son point d'aboutchement dans la vessie.

A la simple inspection de l'abdomen on voit la tumeur que la palpation permet de délimiter. Elle est fluctuante, descend dans la fosse iliaque et s'avance jusqu'à l'ombilic. Le rein gauche paraît sain.

20 octobre. M. Kirmisson, suppléant M. Guyon fait la néphrotomie lombaire.

Incision oblique de la région lombaire, découverte du carré qui est récliné et section de la poche au thermocautère. Le rein est réduit à une coque assez amincie, anfractueuse, d'où il s'écoule environ un litre de pus.

L'exploration digitale fait constater la présence d'un calcul rameux, brun noirâtre, extrait avec une pince. Les bords de la section rénale sont fixés aux lèvres de la plaie par deux points de suture et deux gros drains fixés au tissu même du rein. Réunion de la partie supérieure de la plaie. Pansement à la gaze iodoformée.

Le soir la malade n'a pas de fièvre. Elle rend environ 200 gr. d'urines très purulentes.

Le 21. Vomissements. Pas de fièvre. La suppuration abondante et l'écoulement de l'urine par la plaie exigent le renouvellement du pansement.

Le 22. Urines claires, 750 gr. dans les vingt-quatre heures.

Les jours suivants la malade va de mieux en mieux. Le pansement et le lavage de la poche sont faits tous les jours. La fistule donne de l'urine et du pus. La quantité d'urine rendue par la vessie varie de un litre à un litre un quart, et, sauf de rares exceptions, laisse au fond du bocal un abondant dépôt de pus.

10 novembre. La malade actuellement mange bien, prend de l'embonpoint et ne souffre pas. Il s'écoule de moins en moins d'urine par la fistule qui suppure toujours.

Pendant les 8 mois suivants l'état général s'améliore mais la fistule donne toujours beaucoup de pus.

Je revois la malade à la fin de décembre 1889. Elle est restée toute l'année dans le service. Le rein semble fermé mais il existe toujours une fistule purulente. Les urines sont albumineuses, mais l'état général est très satisfaisant.

OBSERVATION XIII (1) (Due à l'obligeance de M. le Dr TUFFIER). — *Pyonéphrose. Néphrotomie lombaire. — Fistule. — Néphrectomie secondaire. — Mort.* Recueillie par M. TRABOULET, interne du service.

G.., Eugénie, âgée de 34 ans, entre en 1889, à l'hôpital Cochin. Femme de constitution moyenne, depuis 7 ans de moins en moins bien portante.

Bronchite tous les hivers, et pleurésie l'année précédente. Le début de son affection remonte au 25 avril 1889. Dans la soirée, elle fut prise d'une douleur violente, accompagnée d'une irrésistible envie d'uriner et d'une débâcle urinaire. A partir de ce moment s'établit une douleur abdominale qui ne la quitta plus, en même temps qu'apparaissait à la partie inférieure de l'abdomen une tumeur, qui, sans grossir beaucoup, semblait monter vers le thorax. Dès lors commença une période d'affaiblissement et d'amaigrissement telle que la malade se décida à entrer à l'hôpital le 30 juin 1889. Alternatives d'anurie relative et de débâcles urinaires et urines tantôt

____

(1) Cette observation a été publiée dans la thèse de M. Robineau-Duclos sur les incisions chirurgicales du rein. Paris, 1890.

limpides, tantôt louches, laissant un dépôt blanc jaunâtre au fond du bocal.

A son entrée, elle a l'aspect d'une phtisique, avec le teint terreux, des grandes suppurations, des symptômes d'hecticité, de l'élévation de la température dépassant 39° le soir. Lésions pulmonaires peu marquées, à peine le sommet droit est-il douteux. Sur la partie droite de l'abdomen et gagnant la ligne médiane jusqu'à l'ombilic existe une saillie arrondie du volume des deux poings.

Immobile dans le sens vertical, cette tumeur se déplace par la double palpation antérieure et postérieure ; elle est fluctuante, et pas très douloureuse. Le toucher vaginal ne donne aucun renseignement.

Les désordres urinaires, les caractères de l'urine et l'examen local de la tumeur font porter le diagnostic de pyonéphrose.

Au mois de juin, néphrotomie lombaire par M. le Dr Tuffier. Incision postéro-latérale longue de 20 cent. environ par laquelle on arrive sur la tumeur qui est parfaitement influencée par les mouvements respiratoires. La palpation directe fait constater que le rein est à peu près sain et la tumeur formée surtout par le bassinet dilaté. Ponction avec un gros trocart puis incision du foyer qui, largement ouvert, laisse écouler 1200 gr. de pus verdâtre. L'examen microscopique ne fait pas constater la présence de bacilles. Après lavage antiseptique avec la solution de sublimé on place dans la plaie quatre gros drains accolés, pénétrant de 20 centimètres environ ; fixation des drains aux téguments par deux points de suture et plaie partiellement réunie.

Dès le soir de l'opération, la température descend à 37°,4 ; douleurs vives, soif, sécheresse de la langue, quelques vomissements verdâtres et un peu de ballonnement du ventre. Ces accidents diminuent le lendemain puis disparaissent le surlendemain. La fièvre vespérale a disparu ou à peu près, l'appétit augmente, le sommeil est revenu et au bout de 12 à 15 jours la malade peut se lever. Les premiers jours la quantité d'urine fut de 400 à 500 grammes, très chargée de pus, puis elle atteignit brusquement 1200 à 1600 grammes avec des alternatives de purulence et de limpidité.

Le traitement consécutif consista en un lavage quotidien avec la solution boriquée tiède. Raccourcissement progressif des drains.

30 septembre. Actuellement il ne reste qu'un drain dans la plaie et le lavage n'amène que fort peu de pus. L'urine de la malade présente de temps en temps un dépôt purulent prouvant que l'uretère n'est pas totalement oblitéré.

1er octobre. En raison de la perméabilité de l'uretère, M. Tuffier essaie de compléter la première opération. Incision oblique en dehors de la première, puis incision couche par couche jusqu'au niveau de la fistule rénale située sur le bord externe du rein droit. Après avoir constaté l'intégrité du parenchyme rénal, les bords de la fistule sont avivés et affrontés au moyen de quatre catguts. Le tissu de l'ancienne fistule dans les muscles et le tissu cellulaire est extirpé et la plaie réunie par des sutures musculaires profondes et des sutures superficielles.

Dans la nuit et le lendemain la malade se plaint de douleurs du côté droit, de gêne respiratoire, d'oppression et de toux en même temps que la température s'élève à 88°,2. Congestion pulmonaire à gauche. Ventouses, potion de Todd. Amélioration le lendemain. Urines 400 à 450 grammes jusqu'au 6 octobre.

Le 7. Les urines riches en sédiment et légèrement purulentes passent brusquement à 1200 grammes et se maintiennent dans la suite à 1500 gr.

La température est normale, l'état général excellent

Le 11. Pansement. Réunion par première intention sauf au point postero-supérieur de l'incision d'où s'écoule un peu de liquide jaunâtre qui donne par l'analyse une notable quantité d'urée.

Le pansement est renouvelé deux fois à cinq ou six jours d'intervalle et au dernier pansement on constate le rétablissement complet de la fistule rénale. Une sonde en gomme peut être enfoncée jusqu'à une profondeur de 20 centimètres. Des injections iodées provoquent des douleurs vives sans modifier l'état local.

Rapidement reparaissent les symptômes du début, perte de l'appétit, pâleur, amaigrissement, élévation vespérale de la température, troubles de la miction, urines chargées de pus par intermittence en même temps que localement se forme au-dessus de la fistule une petite collection purulente. Le palper abd. inal fait constater la présence d'une tumeur douloureuse, moins volumineuse qu'au début, qui, par la pression, fait sourdre du pus par la fistule.

En présence de ces accidents M. Tuffier se décide à tenter la néphrectomie secondaire le 12 décembre 1889. Plus longue que les incisions précédentes, postérieure par rapport à elles, la section porte en grande partie sur le tissu de cicatrice ce qui rend la recherche du rein assez pénible. La séreuse abdominale est même intéressée deux fois, ce qui nécessite la ligature au catgut et la pose de pinces à demeure. En même temps se rupture la poche purulente qui inonde la plaie de près d'un litre de pus. Néphrectomie sous-capsulaire, décortication du rein dont la capsule est fixée par quelques pinces. Deux grandes pinces sont placées sur le hile. Le rein est alors excisé presqu'en entier à l'exception d'un peu de parenchyme que le voisinage immédiat de la veine cave rend inabordable. Un certain nombre de pinces sont laissées à demeure et la plaie est bourrée de gaze iodoformée.

La malade reste quelque temps affaissée après l'opération. Nuit un peu agitée. Le lendemain matin élévation de la température à 86°,2, nausées, vomissements, dépression. Le soir la température atteint 40°, les pinces sont retirées et la malade meurt dans la nuit. L'autopsie n'a pu être faite.

Observation XIV (Due à l'obligeance de M. le Dr Desnos). — *Pyélonéphrite*
du rein gauche. — Néphrotomie lombaire. — Persistance d'une fistule
urinaire.

Mme O..., âgée de 20 ans, ne présente aucun antécédent morbide,
personnel ou héréditaire, en dehors des accidents suivants : à l'âge de 5 ans,
elle ressentit brusquement une douleur dans le flanc gauche assez
violente pour empêcher la marche et qui se prolongea plusieurs jours. Elle
disparut spontanément, presque subitement ; mais au bout de quelques
semaines nouvel accès douloureux qui dura un peu plus longtemps. Pendant
4 ans on observa à de nombreuses reprises ces accès douloureux
sans caractères précis très différents de coliques néphrétiques.

A l'âge de 9 ans ils disparurent puis revinrent à 18 ans, quelques jours
après l'apparition des premières règles. Les crises se modifièrent peu à peu,
devinrent moins douloureuses et se manifestèrent plutôt par une sensation de gêne et de pesanteur. La marche était pénible. Pendant toute cette
période les urines ne furent pas examinées ; cependant à plusieurs reprises on remarqua un dépôt abondant, tantôt floconneux, tantôt rougeâtre et
adhérent.

Vers le 10 mars 1889, quelques semaines après son mariage, la malade
éprouva une recrudescence de douleurs, atteignant en quelques jours une
intensité extrême avec fièvre violente, M. le Dr Desnos fut appelé le
20 mars auprès de la malade. Les douleurs étaient surtout abdominales,
exclusivement limitées au côté gauche, presque continues, mais relativement modérées pendant le repos absolu. La région abdominale n'était pas
modifiée à la vue, mais à la moindre pression on sentait une résistance particulière et l'exploration permit, les jours suivants, de constater l'existence d'une tumeur, s'enfonçant sous le rebord costal, atteignant en
dehors la ligne médiane et semblant limitée en bas au niveau de l'épine
iliaque antéro-supérieure. Le ballottement n'existe pas par suite du contact
de la tumeur avec la région abdominale antérieure. La tumeur est lisse, glo-
buleuse, rénitente, sans fluctuation appréciable, très sensible à la pression.
Il existe sur le trajet de l'uretère un point douloureux très distinct du premier.

Il résulte d'un examen pratiqué par le Dr Bar que l'appareil génital est
absolument normal.

Les urines sont en quantité normale (1100 à 1300 grammes par 24 heures).
Tantôt légèrement lactescentes, tantôt absolument limpides elle ne contiennent qu'un dépôt peu abondant, renfermant de nombreux cristaux d'u-
rate de soude, des leucocytes, des globules sanguins peu abondants et quelques cylindres rénaux.

Pendant un mois la malade fut tenue en observation ; la tumeur ne diminua pas de volume et l'on n'observa pas de décharges purulentes abondantes : la température oscille entre 37°,5 et 38°,5.

Le diagnostic de pyélo-néphrite fut porté et confirmé par MM. les professeurs Verneuil et Guyon.

Au mois d'avril 1889 je pratique la néphrotomie lombaire avec l'aide de MM. Brun et Hartmann. Une incision verticale en dehors de la masse sacro-lombaire, empiétant sur les fausses côtes et la crête iliaque conduit sur le rein sans autre incident que la rencontre d'une grande quantité d'artérioles. La tumeur largement dénudée, une ponction fit reconnaître la présence du pus et une longue incision fut faite dans la substance rénale. Deux litres environ de pus sont évacués ; la loge était très anfractueuse sillonnée de grosses brides et de cloisons qui furent déchirées avec le doigt. L'exploration digitale et au moyen d'un instrument métallique porté jusqu'à l'embouchure de l'uretère ne fit rencontrer de calcul en aucun point. Deux gros drains furent placés en haut et en bas dans les angles de la cavité pyélitique et la plaie fermée à ses parties supérieure et inférieure par des sutures musculaires au catgut et superficielles au crin de Florence.

Les suites furent excellentes ; la température s'abaissa immédiatement. Dès le lendemain, le pansement mouillé d'urine dut être changé et continua à l'être deux fois par jour. Au neuvième jour les sutures superficielles furent enlevées et les drains diminués de volume. La malade se leva le douzième jour et la santé générale redevint peu à peu excellente.

Deux mois après l'état est le suivant : santé générale bonne ; la marche et la station debout sont pénibles, néanmoins après une fatigue il existe un peu de douleur abdominale. La palpation fait reconnaître un empâtement de toute la région occupée autrefois par la tumeur, mais pas de tuméfaction appréciable par la palpation bimanuelle antéro-postérieure. Une pression en ce point détermine une légère douleur, mais au-dessous, la douleur sur le trajet de l'uretère reste beaucoup plus marquée.

Les urines émises par l'urèthre sont limpides, varient de 800 à 1,100 gr., et laissent par le repos un dépôt d'urate de soude. Elles ne contiennent ni leucocytes, ni albumine. La fistule rénale donne 140 à 160 gr. d'urine en 24 heures.

URINE VÉSICALE	URINE RÉNALE
Densité 1012.	Densité 1007.
Réaction acide.	Réaction faiblement acide.
Pas d'albumine.	Albumine 10 gr. par litre.
Urée 15 gr. par litre.	Urée 2 gr. 33 par litre.

Huit mois après l'opération (fin de décembre 1889), l'état est sensiblement le même. La santé générale est bonne, l'appétit normal, les mictions régulières.

Par la fistule il s'écoule une quantité d'urine sensiblement la même que 6 mois auparavant. La capacité de la poche mesurée à l'aide d'une injection paraît être de 20 à 30 gr. Deux tubes conduisent l'urine au dehors ;

leur maintien est nécessaire ; dès que l'un d'eux est obstrué des douleurs sourdes apparaissent dans l'hypochondre gauche. La sensibilité à la pression au niveau du rein droit est faible ; elle est plus accentuée sur le trajet de l'uretère.

La persistance d'une lésion et d'une oblitération de l'uretère plus ou moins complète semble démontrée par l'existence de la douleur et par ce fait que l'albumine excrétée par le rein malade n'est pas retrouvée dans la vessie. Un autre fait le démontre : des injections d'une solution de sulfate de cuivre faites dans la poche rénale coloraient pendant plusieurs heures l'urine rendue par la fistule, coloration qui ne se retrouvait généralement pas dans l'urine de la vessie ; cependant deux fois seulement une légère teinte verdâtre y fut rencontrée prouvant que l'oblitération n'est peut être pas absolue.

OBSERVATION XV. — *Pyonéphrose du rein gauche. — Néphrotomie lombaire. — Amélioration immédiate. — Fistule urinaire pendant un mois, puis fistule purulente.* M. le professeur GUYON.

Mᵐᵉ P..., âgée d'une trentaine d'années est atteinte de pyonéphrose du rein gauche sans que l'on puisse préciser exactement quelle en est la cause. Depuis quelques temps, les urines sont très purulentes les accès de fièvre fréquents, les troubles digestifs très accentués et il existe une grave altération de la santé générale.

Néphrotomie lombaire au mois de juillet 1889. Incision verticale légèrement oblique étendue des fausses côtes à la crête iliaque et ouverture du rein qui contient une grande quantité de pus et quelques calculs. Le rein ne fut pas suturé à la plaie lombaire. Drainage et réunion partielle par des sutures en étages. Peu de jours après l'opération les urines autrefois très purulentes deviennent parfaitement claires. Pendant trois semaines il y eut une fistule urinaire, mais elle ne tarda pas à devenir simplement purulente. Le rein paraît fermé. Six semaines après l'opération la malade retourne dans son pays dans un état de santé excellent.

OBSERVATION XVI. — *Pyonéphrose avec rétention intermittente. — Néphrotomie lombaire. — Fistule urinaire, puis fistule simplement purulente.* M. le professeur GUYON.

Homme de 80 ans environ. Depuis son enfance les urines ont toujours été purulentes sans que rien puisse expliquer cette pyurie. Il y a quelques années il eut une pleurésie grave. Peut-être doit-il être soupçonné de tuberculose. Depuis quelques temps sont survenus des accès de rétention intermittente pendant lesquels la tumeur devenait très volumineuse, les douleurs très violentes et la température s'élevait. A la suite d'abondantes décharges purulentes l'état général devenait meilleur, mais la santé était gravement compromise.

Néphrotomie lombaire au mois d'août 1889. Le rein largement ouvert contient beaucoup de pus et des calculs volumineux. Le tissu périnéphrétique est épaissi, induré, ce qui empêche la mobilisation du rein et sa fixation à la plaie lombaire. Dès le lendemain, le malade rend des urines parfaitement claires ; elles le sont toujours restées depuis. Pendant quelque temps l'urine coule par la fistule et le malade quitte Paris au mois d'octobre 1889, conservant une petite fistule purulente, mais dans un état de santé très satisfaisant.

OBSERVATION XVII (Due à l'obligeance de notre collègue ALBARRAN). — *Pyonéphrose d'origine blennorrhagique. — Néphrotomie lombaire. — Persistance d'une fistule urinaire.* M. le professeur GUYON.

N..., Albert, âgé de 18 ans, entre à l'hôpital Necker, salle Civiale, lit n° 12, le 14 mai 1889.

Ce jeune homme d'une bonne santé et d'un tempérament robuste contracta une blennorrhagie pour la première fois le 1er février 1889. L'affection suivit son cours normal et il ne crut pas devoir se soigner, se contentant de prendre des tisanes rafraîchissantes. Le 20 février il se sentit plus gravement atteint : accès de fièvre. anorexie, point douloureux au niveau du rein gauche.

Ces symptômes s'accusant de plus en plus il entra le 25 février à l'hôpital Cochin. L'écoulement uréthral disparut presque complètement sous l'influence du santal, mais l'état général resta toujours peu satisfaisant et le point de côté ne s'améliora pas. Huit jours après son entrée les urines devinrent purulentes et l'on porta le diagnostic de pyélo-néphrite blennorrhagique. Traitement par le santal et l'acide borique. Vésicatoires et ventouses scarifiées sur la région lombaire gauche. Température 88° et 39°.

Le 12 mars, élévation de la température à 40° et premier accès de rétention rénale qui dura trois jours. A la suite, débâcle purulente et température normale.

Pendant son séjour à Cochin il eut quatre accès de rétention et le dernier, qui débuta le 7 mai, fut particulièrement grave et prolongé.

A son entrée dans la salle Civiale le 14 mai le malade fut examiné le soir et M. Albarran trouva le rein gauche transformé en une vaste poche purulente étendue jusqu'à l'ombilic. Urines claires.

Le lendemain matin 15 mai, la poche s'était vidée pendant la nuit, peut-être, sous l'influence de la palpation de la veille et la tumeur n'existait plus. Le rein n'était même plus perceptible à la palpation bimanuelle. Une épaisse couche de pus dans le fond du bocal témoignait de cette décharge rénale. La température était à 37° et l'état général amélioré.

Le 21 juin et le 1er juillet le malade a deux accès de rétention.

Depuis le 20 juillet le malade a commencé à ressentir un point douloureux dans la région rénale droite et le rein droit est un peu augmenté de
volume.

Pendant quelque mois ces accès de rétention se renouvellent plus fréquemment et l'état général étant de plus en plus grave on se décide à
intervenir.

Néphrotomie lombaire le 18 novembre 1889. Chloroformisation et incision
lombaire verticale légèrement oblique. Après section des diverses couches
on pénètre dans un vaste foyer contenant une grande quantité de pus. Ce
foyer qui fut d'abord considéré comme une collection périnéphrétique
mais qui était cependant rénal était tout à fait sous-costal et remontait
jusqu'à la septième côte. La glande était très amincie à sa partie postérieure et la portion sécrétante était repoussée en avant. Après lavage de
la plaie de gros drains sont introduits dans la cavité pour en assurer le
drainage.

Quelques jours après les urines rendues par la vessie étaient parfaitement claires mais il persista une fistule urinaire. Cette fistule existe
encore au mois de janvier 1890, mais l'état général est des plus satisfaisant et les urines très limpides. On lui fait actuellement l'électrolyse de
son trajet fistuleux.

OBSERVATION XVIII (Due à l'obligeance de notre collègue REBOUL). — *Pyélo-
néphrite calculeuse suppurée. — Néphrotomie lombaire. — Fistule urinaire. — Néphrectomie secondaire.* M. le Dr PÉRIER.

W..., Anna, 29 ans, entre le 15 mai 1888 à l'hôpital Lariboisière, salle
Gosselin, n° 27.

Réglée à 15 ans, mariée en 1885, elle a eu deux enfants, l'un mort-né,
l'autre mort d'athrepsie. Depuis 1885 elle souffre dans le ventre, les règles
sont supprimées, les mictions douloureuses et les urines troubles. Température entre 38° et 40°.

A son entrée le rein droit est douloureux, mobile, volumineux. Les urines
sont purulentes et l'état général mauvais.

Le 28 mai 1888, néphrotomie lombaire. Incision de douze centim. de longueur. Après section des différentes couches on arrive sur la capsule du
rein ; fluctuation. Ponction donnant issue à du pus, puis incision d'où il
s'échappe un flot de pus. La substance du rein est réduite à un demi-centimètre d'épaisseur. On croit tout d'abord avoir affaire à un abcès périnéphrétique et ce n'est que par un examen attentif que l'on constata qu'il
s'agissait du rein. Extraction d'un calcul situé dans le bassinet dilaté.
Drainage, lavages au sublimé et pansement au salol.

Pendant les huit premiers jours les urines varient de 350 à 750 gr. puis
atteignent bientôt 1200 à 1500 gr.

Le 9 juin, malaise, nausées, urines purulentes. Pas de pus ni d'urine par la plaie. Le 10, dilatation avec la pince de Lister et écoulement de pus par la fistule,

Jusqu'au 1er juillet alternance d'écoulement de pus par la fistule ou par la vessie. L'état général est bon et le 13 juillet la malade quitte l'hôpital.

Elle revient en octobre avec une fistule purulente lombaire. Cet écoulement par la fistule alterne avec des urines purulentes.

Le 10 octobre néphrectomie secondaire. Enucléation du rein facile. Pinces à demeure pendant vingt-quatre heures. Suites excellentes.

30 décembre. Petit trajet fistuleux superficiel de la région lombaire. La quantité d'urine est normale et l'albumine a disparu. La santé est très bonne et les forces et l'embonpoint reviennent progressivement.

OBSERVATION XIX (Due à l'obligeance de notre collègue ALBARRAN). — *Cystite.* — *Pyonéphrose.* — *Néphrotomie lombaire.* — *Mort quelques mois après.* — *Néoplasme de la vessie et de l'uretère.* M. le professeur GUYON.

P... Henri, âgé de 45 ans, entre le 31 mai 1889 à l'hôpital Necker, salle Civiale, n° 8.

Son père et sa mère sont morts, lui a-t-on dit, de la poitrine. Ancien gardien de la paix il a été réformé pour épilepsie et nie avoir jamais eu aucun écoulement blennorrhagique. Depuis dix-huit mois environ, les mictions sont devenues plus fréquentes et douloureuses. Jamais d'hématuries. Depuis trois mois et demi il souffre des reins, a perdu l'appétit et sensiblement maigri. Venu à la consultation de Necker le 15 avril 1889 il a subi des lavages vésicaux au nitrate d'argent qui furent suivis d'une amélioration passagère.

A son entrée on constate qu'il n'existe pas de lésions de l'urèthre, ni de la prostate ; mais la vessie est très douloureuse au contact et à la distension. Le rein gauche est volumineux et le ballottement perçu jusqu'au niveau de l'ombilic. Le rein droit est légèrement sensible à la pression. Les urines sont troubles, purulentes, l'état général grave, l'amaigrissement prononcé, la perte de l'appétit complète et la température oscille entre 38° et 39°.

Néphrotomie lombaire le 15 juin 1889. Incision verticale légèrement oblique. On découvre d'abord un premier abcès périnéphrétique volumineux puis on incise un second abcès intra-rénal, moins volumineux. Lavages boriqués et au chlorure de zinc et fixation au tissu du rein de trois drains volumineux. Réunion partielle de la plaie par des sutures profondes au catgut et superficielles au crin de Florence.

Les suites opératoires sont simples. La température ne dépasse pas 38° sauf à deux reprises différentes où elle atteint 39°. Quinze jours après, à la suite d'injections iodoformées, le malade fut pris d'un délire tranquille. Il sortait de son lit, se promenait, répondait à peine aux questions. Après la suppression de l'iodoforme le délire continua pendant vingt-cinq jours.

L'état général ne tarda pas à devenir passable, mais à la fin d'août le malade se cachectisa de plus en plus et ne tarda pas à mourir. L'autopsie démontra l'existence d'un néoplasme de la vessie et de l'uretère.

Dans les tableaux suivants nous donnons le résumé de la plupart des néphrotomies pour pyélites ou pyonéphroses simples ou calculeuses.

Ils contiennent le nom de l'opérateur, l'âge et le sexe du malade, la nature de l'intervention et son résultat.

Néphrotomies dans les pyélites et pyonéphroses non calculeuses.

1. — BRYANT. (*Lancet*, 1870.) — Néphrot. lomb. en 1870 pour suppuration rénale non calculeuse. Fistule urinaire puis purulente. Mort de péritonite le 25ᵉ jour.

2. — MACLAREN. (NEWMAN. *Lect. to practic. on the surg. diseases of the Kydney*, 1888.) — H. 29 ans. Abcès du rein. Néphrot. lomb. le 4 mai 1876. Diagnostic confirmé. Fistule et suppuration abondante pendant 6 mois. Mort.

3. — MARSHALL. J. (NEWMAN, *Loc. cit.*) — H. 56 ans. Néphrot. lomb. à gauche en 1876. Bassinet et calices dilatés contenant une concrétion fibrineuse entourée de phosphates. Mort au bout de 7 semaines.

4. — QUINCKE (*Rev. sc. méd.*, 1876, p. 367.) — H. 34 ans. Contusion du rein en 1860. Suppuration du rein 5 ans après. Néphrot. lomb. le 24 février 1877. Guérison complète en 5 semaines.

5. — COURVOISIER. (*Rev. sc. méd.*, 1880, p. 624.) — F. 24 ans. Contusion du rein. Néphrotomie lombaire le 4 mai 1877. Rein suppuré. Mort de péritonite généralisée.

6. — LANGE. (*Ann. Surg.*, St-Louis, 1877.) — F. 33 ans. Hydronéphrose devenue suppurée par infection blennorrhagique. Néphrotom. lomb. en 1877. Énorme pyonéphrose. Guérison.

7. — POST. (*N. Y. Med. Journ.*, janv. 1879. Th. BRODEUR, 1886, p. 501.) — F. 44 ans. Tumeur rénale à gauche. Néphrotomie lomb. en août 1878. Évacuation d'un flot de pus. Fistule urinaire persistante.

8. — BRYANT. (NEWMAN, *Loc. cit.*) — F. 60 ans. Pyélite. Néphrot. lomb. en 1878. Évacuation de 10 onces de pus. Cicatrisation en 2 mois. Guérison complète.

9. — PUZEY-LIMARNCEY. (*Lancet*, 1880, v. 1, p. 200.) — H. 40 ans. Rétro-

cissement de l'urèthre. Uréthrotomie externe en 1879. Évacuation d'une pinte de pus. Fistule consécutive. Mort en octobre de broncho-pneumonie.

10. — MACEWEN. (NEWMAN. *Loc. cit.*) — H. 30 ans. Pyonéphrose. Néphrot. lomb. le 2 novembre 1879. Diagnostic confirmé. Guérison.

11. — HABERSHON. (*Med. Times and Gaz.*, 1880. NEWMAN, *loc. cit.*) — H. 28 ans. Pyélite du rein gauche. Néphrot. lomb. en 1879. Rein suppuré. Guérison.

12. — THORNTON. (*Brit. Med. Journ.*, mai 1879.) — F. 27 ans. Pyélite. Ponction et drainage. Kyste suppuré du rein. Guérison.

13. — BAKER. (*Trans. Med. Cong.* 1880. NEWMAN, *loc. cit.*) — F. 7 ans. Pyélite. Néphrot. lomb. le 7 décembre 1880. Rein suppuré. Néphrotomie consécutive.

14. — WŒLLE H. (*Corresp. Blatt. f. Schweizer Aertze*, 1er septembre 1880. Th. BRODEUR, 1886, p. 504.) — H. 20 ans. Pyonéphrose intermittente. Néphrotomie lombaire en 1880. Petite fistulette pendant 6 mois. Guérison plus tard.

15. — LANDAU. (*Berlin. klin. Wochens.*, 13 décembre 1888. Th. BRODEUR, p. 88.) — F. 60 ans. Hydronéphrose puis pyonéphrose du rein droit mobile ; abcès périnéphrétique. Néphrotomie abdominale, le 2 juin 1880 et établissement d'une fistule urinaire. Guérison.

16. — BAKER. (*Trans. med. Cong.* NEWMAN, *loc. cit.*). — H. 16 ans. Diagnostic, suppuration et calcul du rein. Néphrotomie lombaire le 15 mai 1881. Pas de calcul. Guérison avec fistule persistante.

17. — RELIQUET. (Th. BRODEUR, 1886.) — F. 88 ans. Cystite. Coliques néphrétiques à gauche. Néphrotomie lombaire le 2 juillet 1881. Incision du rein au thermocautère. Évacuation de beaucoup de pus. Fistule pendant 2 ans jusqu'à sa mort.

18. — MACLAREN. (NEWMAN, *loc. cit.*) — F. 20 ans. Abcès du rein. Néphrotomie lombaire, le 21 octobre 1881. Fistule persistant en 1886.

19. — GOLDING-BIRD. (NEWMAN, *loc. cit.*) — H. 42 ans. Pyonéphrose. Incision en novembre 1881. Diagnostic confirmé. Fistule persistant pendant quelque temps, puis guérison.

20. — RELIQUET. (Th. BRODEUR, 1886, p. 454.) — H. 60 ans. Blennorrhagie. Rétrécissement de l'urèthre. Uréthrotomie interne en 1881. Tumeur du rein gauche, pyurie et phénomènes généraux. Néphrotomie lombaire le 7 décembre 1881. Abcès périnéphrétique et pyonéphrose. Amélioration. Fistule persistant pendant 8 ans.

21. — BUNDY J. E. (*Boston med. and s. J.*, 1882.) — F. 51 ans. Pyonéphrose. Néphrotomie lombaire. Diagnostic confirmé. Guérison avec fistule.

22. — RICHARDSON A. H. (*Boston M. and s. J.*, 1882.) — F. 24 ans. Pyonéphrose. Néphrotomie lombaire. Guérison avec fistule.

23. — DUNCAN. (NEWMAN, *loc. cit.*) — F. 55 ans. Pyélite septique consécutive à une cystite. Incision en 1881. Pyélo-néphrite suppurée. Guérison.

24. — CZERNY. (*Deutch. med. Wochens.*, 1881 Th. BRODEUR, p. 402.) — F. 53 ans. Cystite et pyonéphrose à droite. Néphrotomie lombaire. Issue d'une grande quantité de pus. Néphrotomie secondaire le 10 janvier 1881. Guérison.

25. — LEOPOLD. (NEWMANN, *loc. cit.*) — F. 20. Pyonéphrose. Néphrotomie lombaire en août 1882. Mort de Shock le 2e jour.

26. — BOUILLY. (*Cong. Franc. chir.*, 1885.) — F. 36 ans. Cystite et tumeur rénale. Néphrotomie lombaire au thermocautère en septembre 1883. Fistule pendant 18 mois. Guérison.

27. — ISRAEL. (*Berlin. Klin. Wochens.* 1882. Th. BRODEUR, p. 490.) — F. 34 ans. Hydronéphrose datant de l'enfance. Néphrotomie abdominale le 2 novembre 1882. Mort le 2e jour. Autopsie : vaste pyonéphrose.

28. — WEST. (*Birmingh. M. News*, 1883. v. II. Th. BRODEUR, p. 490.) — H. 15 ans. Coup violent sur la région lombaire en novembre 1882. Tumeur lombaire. Ponction 175 gr. de pus. Néphrotomie lombaire le 3 mars 1883. Guérison.

29. — WIGHT. *Med. News*, 12 janvier 1884. (Th. BRODEUR, p. 437). — H. 37 ans. Rétrécissement de l'urèthre. Cystite. Uréthret. Tumeur du rein droit. Néphrotomie lombaire le 28 octobre 1883. Rein suppuré. Guérison.

30. — MORRIS. (*Ann. of surg.*, t. V, 1887, p. 298.) — H. 26 ans. Douleurs lombaires depuis de longues années. Néphrotomie lombaire en décembre 1883. Écoulement d'urine et de pus. Fistule persistant en 1886.

31. — BERGMANN. (*Berlin Klin. Woch.* 1885.) — F. 24 ans. Pyonéphrose du rein gauche. Néphrotomie lombaire le 15 juillet 1883. Néphrectomie secondaire le 3 octobre. Guérison.

32. — CZERNY. (DE JONG. *Centralbl. f. chirurgie*, n° 51, 1885.) — H. 39 ans. Pyonéphrose. Néphrotomie lombaire le 23 novembre 1882. Néphrectomie secondaire le 13 septembre 1883. Guérison.

33. — CZERNY. (*loc. cit.*) — F. 22 ans. Pyonéphrose du rein gauche. Néphrotomie lombaire en décembre 1883. Néphrectomie secondaire le 28 janvier 1884. Guérison.

34. — BERGMANN. (*Berlin. Klin. Wochens.*, 1885. Th. BRODEUR, p. 494.) — F. 20 ans. Pyonéphrose et abcès périnéphrétique. Néphrotomie lombaire en août 1883. Néphrectomie secondaire le 18 septembre 1884. Guérison.

35. — GARDNER W. (*Aust. med. J.* 15. avril 1885. Th. BRODEUR, p. 495.) — H. 42 ans. Cystite. Tumeur lombaire à droite. Néphrotomie lombaire le 15 février 1884. Issue d'une quantité considérable de pus. Fistule. Seconde néphrotomie le 5 juin 1884. Néphrectomie lombaire après exploration abdominale. Mort.

36. — BARKER. (NEWMANN, *loc. cit.*) — H. 48 ans. Pyélite. Néphrotomie lombaire le 2 avril 1884. Rein droit à peu près détruit. Mort 15 mois après de tuberculose pulmonaire.

37. — RENTON J. C. (NEWMANN, *loc. cit.*) — F. 11 ans. Pyonéphrose. Néphrotomie lombaire le 15 avril 1884. Abcès dans la partie postérieure du rein. Mort le 3e jour d'anurie.

38. — CABOT A. T. (NEWMANN, *loc. cit.*) — F. 28 ans. Pyonéphrose dans un rein mobile. Néphrotomie lombaire le 2 août 1884. Diagnostic confirmé. Guérison avec fistule.

39. — IMLACH. (*Liverp. med. et surg. Journ.* 1886. NEWMANN, *loc. cit.*) — F. 21 ans. Pyonéphrose. Néphrotomie abdominale le 26 août 1884. Large kyste suppuré du rein droit. Guérison.

40. — GARDNER W. (NEWMANN, *loc. cit.*) — Pyonéphrose. Néphrot. lomb. le 4 août 1884. Évacuation d'une grande quantité de pus. Fistule persistant en février 1885.

41. — KNAGGS S. (*Brith. med. Journ.*, février 1885. Th. BRODEUR, 1886, p. 505.) — F. 28 ans. Cystite. Tumeur du rein droit. Néphrotom. lomb. le 1er septembre 1884. Évacuation de pus. Guérison.

42. — NEVE. (*Lancet* 30 janvier 1886. Th. BRODEUR, 1886, p. 206.) — H. 40 ans. Tumeur du rein gauche. Néphrotom. lomb. le 11 octobre 1884. Mort le 2e jour. Autopsie : tumeur purulente du rein communiquant avec le côlon descendant.

43. — BUCHANAN G. (NEWMANN, *loc. cit.*) — H. 22 ans. Pyonéphrose. Néphrotom. lomb. le 20 février 1885. Abcès du rein. Mort.

44. — SADLER. (*Lancet*, 15 mai 1886. Th. BRODEUR, 1886, p. 507.) — H. 22 ans. Tumeur du rein droit. Urines alternativement limpides et purulentes. Néphrot. lomb. le 6 mars 1885. Évacuation de près d'une pinte de pus. Fistule purulente jusqu'à sa mort un an après d'urémie.

45. — TAYLOR G.-G.-S. (NEWMANN, *loc. cit.*) — H. 50 ans. Abcès du rein. Néphrotomie lombaire le 15 mars 1885. Abcès du rein. Guérison.

46. — MILLER. (*Edinb. med. Journ.* juin 1888.) — H. 19 ans. Contusion de la région lombaire et hématurie cinq mois auparavant. Douleurs lombaires et urines purulentes. Néphrot. lomb. le 15 mai 1885. Évacuation de 8 onces de pus. Fistule purulente jusqu'à sa mort en 1887.

47. — LABBÉ. (Th. BRODEUR, 1886, p. 501.) — F. 30 ans. Pyélonéphrite droite. Néphrot. abdominale le 5 juin 1886. Foyer rénal ou périrénal. Mort de péritonite généralisée.

48. — LLOYD. (NEWMAN, *loc. cit.*) — H. 26 ans. Abcès du rein. Néphrotomie lombaire le 13 juin 1885. Évacuation de 12 onces de pus. Fistule.

49. — BAKER. (*Lancet*, 1889, p. 42.) — H. 22 ans. Pyonéphrose blennorrhagique. Néphrot. lomb. le 8 juillet 1884. Fistule pendant quelque mois. Guérison complète en octobre 1888.

50. — FERRARI. (*La Sperimentale*, novembre 1885. Th. BRODEUR, 1886.) — F. Tumeur fluctuante du rein droit. Néphrotomie lombaire le 17 août 1885. Ouverture d'une vaste poche remplie de pus. Petite fistule purulente persistant au mois d'octobre.

51. — LUCAS-CHAMPIONNIÈRE. — F. 42 ans. Pyonéphrose gauche, anurie. Néphrotomie lombaire le 5 décembre 1885. Issue d'un flot de pus. Guérison sans fistule.

52. — RAWDON. (NEWMAN, *loc. cit.*) — H. 7 ans. Abcès du rein droit. Néphrotomie lombaire. Mort le 35e jour. Rein opposé malade.

53. — CLARK H. F. (*Glasgow Med. Journ.*, mai 1887.) — F. 26 ans. Pyonéphrose. Néphrotomie lombaire le 4 janvier 1886. Issue de 20 onces de pus. Fistule. Néphrotomie secondaire en avril 1886.

54. — NICAISE. (Th. BRODEUR, p. 52.) — F. 46 ans. Pyonéphrose à droite. Néphrotomie lombaire le 25 janvier 1886. Néphrectomie secondaire le 5 avril 1886. Rein contenant de nombreux abcès.

55. — GOODELL. (NEWMAN, *loc. cit.*) — F. 29 ans. Rein chirurgical. Néphrotomie lombaire, le 31 janvier 1886. Rein distendu par des cavités pleines de pus. Guérison.

56. — LANGE. (*New York Med. J.*, janvier 1887.) — F. 33 ans. Pyonéphrose, néphrotomie lombaire le 15 mars 1886. Rein contenant de nombreux abcès. Guérison complète en 2 mois.

57. — RELIQUET. (Th. BRODEUR, p. 453.) — H. 40. Suppuration du rein à la suite d'une chute. Néphrotomie lombaire le 29 avril 1886. Guérison. Deux mois après l'opération il existe encore une fistule.

58. — TAYLOR. (NEWMAN, *loc. cit.*) — F. 21 ans. Pyonéphrose. Néphrotomie lombaire le 2 mai 1886. Diagnostic confirmé. Guérison.

59. — Schwartz. (*Cong. Franç. Chir.*, 1886.) — F. 18 ans. Pyoné-phrose. Néphrotomie abdominale le 14 mars 1881. Guérison complète en 6 mois.

60. — Bergmann. (*Arch. F. Klin. chir.* XXXIV.) — F. 39 ans. Suppura-tion rénale et abcès périnéphrétique. Néphrotomie lombaire le 14 octo-bre 1886. Fistule urinaire persistante.

61. — Lauenstein. (*Deutsche med. Woch.*, 1887.) — H. 24 ans. Suppura-tion du rein. Néphrotomie lombaire. Guérison en 2 mois.

62. — Duncan J. (Newman, *loc. cit.*) — H. 28 ans. Abcès du rein. Néphrotomie lombaire en 1886. Diagnostic confirmé. Guérison.

63. — Demons. (*Cong. Franç. chir.*, 1886.) — H. Pyonéphrose et abcès périnéphrétique. Néphrotomie lombaire. Mort.

64. — Lange. (*N. York med. Journ.*, 26 février 1887.) — F. 40 ans. Pyonéphrose. Néphrotomie lombaire. Fistule. Néphrotomie secondaire. Guérison.

65. — Weir. (*N. York med. Journ.*, 1887.) — H. 37 ans. Pyonéphrose. Néphrotomie lombaire. Rein contenant 8 onces de pus. Quelques mois après, fistule donnant du pus de temps en temps.

66. — Cupeven (*Boston med. and Surg. Journ.*, 1887.) — F. 53 ans. Pyélite. Néphrotomie lombaire. Évacuation de 8 onces de pus. Guérison avec fistule purulente.

67. — Brun. (*Comptes rendus de la Soc. de chir.*, 1887.) — Pyélo-néphrite suppurée. Néphrotomie lombaire. Fistule. Néphrectomie secondaire. Gué-rison.

68. — Israel. (*Wien. med. Press.*, 1889.) — H. Pyonéphrose et abcès périnéphrétique. Néphrotomie lombaire le 23 décembre 1887. Guérison avec fistule.

69. — Bouilly. — F. Pyonéphrose. Néphrotomie lombaire. Fistule urinaire persistant depuis 2 ans.

70. — Page. (*Soc. Roy. med. chir. de Londres*, avril 1888.) — H. 32 ans. Pyonéphrose. Néphrotomie lombaire, le 18 février 1887. Le rein opposé avait été néphrotomisé auparavant. Guérison.

Néphrotomies dans les pyélites et pyonéphroses calculeuses.

1. — Andrew et Callender. (*St Barth. Hosp. rep.* 1886, p. 521. Th. Brodeur, p. 481). — F. 44 ans. Tumeur du rein droit. Fièvre, hématuries et pyurie. Néphrot. lomb. le 23 juin 1872. Écoulement de pus épais et extraction d'un calcul phosphatique. Mort le 4e jour. Pas d'autopsie.

2 — Dawson. W. W. (*N. Y. Med. Journ.*, janvier 1878, p. 35. Th. Brodeur, p. 436.) — F. 50 ans. Hématuries ; tumeur lombaire à gauche. Ponction aspiratrice en 1872 et écoulement d'une pinte de pus. Néphrotomie lombaire le 24 octobre 1872. Vaste poche pleine de pus d'où l'on extrait un calcul de phosphate ammoniaco-magnésien. Mort de pyohémie. Pas d'autopsie.

3 — Ingalis W. (Newman, *Lect to. proctict. on the surg, disease of the kydney.*) — F. 31 ans. Pyélite calculeuse. Néphrotomie lombaire, le 8 octobre 1873. Guérison avec fistule.

4. — Baker. (*Trans. med. cong.*, v. II, p. 265. Newman. *loc. cit.*) — F. 43 ans. Pyélite calculeuse. Evacuation de 8 onces de pus et d'un calcul ramifié de phosphate de chaux. Mort le 3e jour de collapsus.

5. — Patterson. (*Glascow. Med. Journ.* 1879. Newman, *loc. cit.*) — F. 38 ans. Pyélite et abcès périnéphrétique. Néphrotomie lombaire le 27 décembre 1877. Ablation d'un calcul d'acide urique. Fistule persistant en juin 1879.

6. — Petersen. (*Berlin. Klin. Wochens.*, 5 avril 1880. Th. Brodeur, 1886, p. 436.) — F. 39 ans. Pyélite du rein droit. Ponction, dilatation du trajet et lithotritie en plusieurs séances de calculs phosphatiques. Sonde à demeure. Fistule depuis 18 mois.

7. — Cullingworth. (*Lancet*, 1880, v. I, p. 14. Th. Brodeur, 1886, p. 439.) — F. 32 ans. Tumeur rénale gauche, pyurie. Néphrotomie lombaire le 13 juin 1879. 800 gr. de pus et 2 calculs. Mort le 8e jour. Autopsie. Abcès multiples du rein avec calculs.

8. — Golding-Bird. (*Brit. Med. Journ.*, 11 décembre 1880. Th. Brodeur, p. 437.) — H. 21 ans. Hématuries ; cystites ; Néphrotomie lombaire le 16 septembre 1879. Extraction d'un petit calcul. Guérison.

9. — Macewen. (Newman, *loc. cit.*) — F. 12 ans. Pyonéphrose. Néphrot. lomb. en décembre 1879. Gros abcès du rein contenant une grande quantité de calculs. Guérison.

10. — Cooper. (Newman, *loc. cit.*) — F. 40 ans. Pyonéphrose calculeuse datant de 2 ans. Néphrot. lomb. Ablation de 5 calculs. Mort 12 heures après l'opération.

11. — Hooper-May. (*Lancet*, v. II, p. 6, 1880. Th. Brodeur, p. 439.) — F. 55 ans. Coliques néphrétiques depuis 12 ans. Tumeur rénale droite et pyurie. Adhérences provoquées à la paroi abdominale par la méthode de Simon puis néphrot. abdom. en 1879. Mort le 31e jour. Rein réduit à une coque.

12. — Rea. (*Americ. journ. med. sc.* Newman, *loc. cit.*) — 18 ans. Sexe non indiqué. Fistule lombaire à la suite de pyélite calculeuse. Néphrot. lomb. Ablation d'un calcul d'oxalate de chaux. Guérison.

13. — MYNTER. (*Buff. med. and surg. journ.* octobre 1880. Th. BRODEUR, p. 440.) — F. 45 ans. Fistule rénale gauche ancienne. Néphrot. lomb. Ouverture d'une poche contenant des calculs. Mort le 20° jour de pneumonie. Pas d'autopsie.

14. — LE DENTU. (*Affect. chir. des reins.* Paris, 1889.) — H. 30 ans. Pyélonéphrite calculeuse du rein gauche. Néphrot. lomb. le 12 octobre 1880. Évacuation d'une grande quantité de pus et d'un volumineux calcul. En juin 1881, débridement de la fistule. Plus tard, hémisphérectomie postérieure et trépanation de l'os iliaque. Mort de septicémie aiguë.

15. — WHIPHAM et HAWARD. (*Lancet*, février 1882, p. 185. Th. BRODEUR, 1886, p. 441.) — F. 23 ans. Hématuries, pyurie et tumeur lombaire. Néphrot. lomb. en mars 1881. Bassinet dilaté. Extraction d'un calcul de phosphate de chaux. Guérison avec fistulette au moment de la sortie.

18. — MACEWEN. (NEWMANN, *loc. cit.*) — F. 18 ans. Pyonéphrose calculeuse. Néphrotomie lombaire en juillet 1881. Abcès du rein et extraction d'un petit calcul. Guérison.

19. — CLEGGS W. T. (NEWMANN, *loc. cit.*) — H. 31 ans. Pyélite calculeuse datant de 3 semaines. Néphrotomie lombaire le 2 novembre 1881. Calcul en forme de poire engagé dans l'uretère et 3 calculs dans le bassinet. Guérison puis mort à une date éloignée.

20. — THELEN. (*Centrall. f. chir.*, 1882, n° 12. Th. BRODEUR, p. 443.) — F. 27 ans. Abcès périphérique du rein droit incisé le 3 janvier. Néphrotomie lombaire à gauche le 9 février 1882. Ablation d'un calculs. Fistule en mars. Malade non suivie.

21. — RICHET. (Th. BRODEUR, p. 412). — F. Douleurs rénales et pyurie. Abcès périnéphrétique. Ponction 200 gr. de pus. Néphrotomie lombaire en 1881, extraction d'un calcul gros comme une noix. Plus tard néphrectomie partielle et ablation d'un calcul ramifié. Mort d'infection purulente.

22. — BUNDY. (*Boston Med. et Surg. Journ.* 1882, p. 106.) — F. 31 ans. Pyélo-néphrite calculeuse datant de 10 ans. Néphrotomie lombaire. Ablation d'un calcul. Guérison avec fistule.

23. — JONES. (*Brit. med. Journ.*, 1883.) — H. 26 ans. Pyélo-néphrite calculeuse du rein droit. Néphrotomie lombaire. Pus dans le rein et ablation d'un calcul. Mort de collapsus en 24 heures. Rein opposé très malade.

24. — B. HILL. (DICKINSON, v. III. NEWMAN, *loc. cit.*) — F. 26 ans. Suppuration rénale. Néphrot. lomb. Évacuation de 4 onces de pus et extraction d'un calcul d'oxalate de chaux. Guérison.

25. — GOLDING-BIRD. (NEWMAN, *loc. cit.*) — F. 30 ans. Pyonéphrose cal-

culeuse. Néphrotom. lomb. en juin 1883. Extraction de plusieurs petits calculs. Guérison avec fistule persistante.

26. — GUTERBOCK. (*Berlin. Klin. Wochens.*, 1883. Th. BRODEUR, p. 445.) — H. Tumeur rénale gauche. Incision et écoulement d'une grande quantité de pus. Mort 20 heures après. Rein droit suppuré avec calcul. Collection purulente du rein gauche.

27. — OLLIER. (*Rev. Chir.* 1883, p. 898. Th. BRODEUR, p. 417.) — F. 21 ans. Tumeur rénale fluctuante et pyurie. Néphrotom. lomb. Pas de calcul. Fistule urinaire. Nephrectomie secondaire le 9 juin 1883. Uretère oblitéré par un calcul. Guérison.

28. — MORRIS. (*Ann. of. Surg*, t. V. 1887, p. 800.) — H. 43 ans. Rétrécissement de l'urèthre, cystite et tumeur rénale droite. Néphrolith. lomb. le 23 juillet 1883. Ablation de 2 calculs. Rein opposé malade. Fistule persistant 18 mois après.

29. — CULLINGWORTH. (*Trans. path. Soc. Lond.* v. XXXIV. NEWMAN, *loc. cit.*) — F. 30 ans. Pyélite et calcul du rein. Néphrolith. abdomin. le 2 janv. 1885. Ablat. d'un calcul de l'uretère. Mort d'urémie. Autopsie. Calcul dans l'uretère du côté opposé.

30. — LAUENSTEIN. (*Deutsche med. woch.*, 1887, n° 26, p. 568.) — H. 31 ans. Néphrotomie pour pyélite calculeuse à gauche. Ablation d'un gros calcul du bassinet. Guérison. Nouveaux accidents à droite. Néphrotomie à droite. Blessure du côlon. Mort le 8e jour. Autopsie. Rein droit contenant 2 abcès. A gauche calices dilatés et calcul oblitérant l'uretère.

31. — HITCH. (*Med. Press. and Cir.* 1885. NEWMAN *loc. cit.*) — F. 22 ans. Pyélite. Néphrotomie lombaire le 14 février 1885. Ablation d'un calcul. Guérison.

32. — TIFFANY. (*Med. Times. Phil.*, 2 mai 1885.) — H. 26 ans. Pyurie et douleurs lombaires à droite. Néphrotomie au thermocautère en février 1885. Ablation d'un calcul. Persistance d'une fistule.

34. — WALSHAM W. J. (*St-Barth. Hosp. rep.*, 1885. Th. BRODEUR, p. 448.) — F. 63 ans. Pyélite calculeuse. Néphrotomie lombaire le 1er mai 1885. Ablation d'un gros calcul. Tétanos le 8e jour. A l'autopsie épithélioma du bassinet.

35. — CHAVASSE. (*Lancet*, 1887. NEWMAN, *loc. cit.*) — F. 22 ans. Calcul et suppuration du rein. Néphrotomie lombaire le 12 mai 1885. Pas de calcul, mort de shock. Découverte du calcul à l'autopsie.

36. — CLÉMENT LUCAS. (*Brit. Med. Journ.*, 1885, II, p. 824. Th. BRODEUR, p. 834.) — F. Pyélo-néphrite calculeuse. Néphrectomie du rein droit en

1881. Douleurs rénales à gauche et phénomènes généraux. Néphrotomie lombaire à gauche le 29 octobre 1885. Extraction d'un volumineux calcul. Le 4 novembre la malade allait bien.

37. — Stone Croft. (*Lancet*, 27 mars 1886.) — F. 38 ans. Cystite dès l'enfance. En 1874 douleur et tuméfaction de la région rénale droite. Le 4 novembre 1885, ouverture d'un abcès périnéphrétique. Néphrotomie lombaire le 21 novembre 1885. Pus et calcul dans le rein. Guérison. Fistule.

38. — Lange. (*Med. News*, 16 janvier 1886. Th. Brodeur, p. 321.) — H. 30 ans. Calcul du rein gauche. Pyonéphrose du rein droit. Néphrotomie lombaire à gauche le 2 octobre 1887. Extraction d'un calcul. Amélioration. Extraction de nouveaux calculs le 29 novembre. Néphrotomie lombaire à droite. Rein dilaté. Fistule purulente à gauche.

39. — Mollière. (*Lyon Med.*, 15 février 1885, Th. Brodeur, 1886, p. 447.) — F. 50 ans. Coliques néphrétiques; anurie. Néphrotomie lombaire le 5 décembre 1885. Enorme calcul du rein. Mort d'urémie.

40. — Duncan John. (Newmann, *loc. cit.*) — F. Ouverture d'abcès périnéphrétique en 1885. Néphrotomie lombaire. Ablation de petits calculs. Guérison.

41. — Lucas-Championnière. (Th. Brodeur, p. 448.) — F. 42 ans. Cystite ancienne. Lithiase. Calcul vésical. Douleurs rénales à gauche et anurie. Néphrotomie lombaire le 5 décembre 1885. Issue d'un flot de pus fétide. Pas de calcul. Guérison sans fistule.

42. — Carter et Paul. (*Liverp. med. Journ.*, 1886, I, p. 994.) — F. 22 ans. Pyélite calculeuse. Néphrotomie lombaire le 4 janvier 1886. Ablation d'un calcul. Guérison.

43. — Langley-Browne. (*Brit. Med. Journ.*, mai 1886. Th. Brodeur, p. 448.) — F. 46 ans. Coliques néphrétiques. Tumeur abdominale à droite. Néphrotomie abdominale le 21 janvier 1886. Évacuation de 3 pintes ¦de pus et extraction de calculs multiples. Mort 11 jours après d'urémie.

44. — Franks. (*Brit. Med. Journ.*, 1886, I, 994.) — H. 21 ans. Pyélite calculeuse. Néphrotomie lombaire le 6 mars 1886. Évacuation de calculs et d'une grande quantité de pus. Guérison.

45. — Lefort. (Th. Brodeur, p. 364). — H. 49 ans. Blennorrhagie à 17 ans; puis blennorrhée; coliques néphrétiques et hématuries. Tumeur rénale. Néphrotomie lombaire le 8 avril 1886. Pus et petits calculs. Mort de cachexie à la fin d'avril.

46. — Morris. (*Lancet*, février 1887). — F. 40 ans. Rein calculeux. Néphrotomie lombaire le 18 juin 1886. Rein contenant du pus et 200 petits calculs. Mort de shock.

47. — Chavasse. (*Lancet*, 1886, v. I, p. 440.) — H. 27 ans. Pyonéphrose calculeuse. Néphrotomie lombaire le 10 août 1886. Calcul et 18 onces de pus dans le rein. Mort de shock.

48. — Barker. (*Lancet*, 1853.) — F. 41 ans. Abcès et calcul du rein. Néphrotomie lombaire le 17 août 1886. On ne trouve pas de calcul, mais une grande quantité de pus dans le rein. Fistule urinaire temporaire. Guérison plus tard.

49. — Le Dentu. (*Affect. chir. des reins.* Paris, 1889.) — F. 26 ans. Pyonéphrose calculeuse et fistule lombaire. Extraction de calcul volumineux. Guérison complète en 6 ou 7 semaines.

50. — Shepherd. (*Med. News*, 23 octobre, 1887.) — H. 26 ans. Pyélite calculeuse. Pus et calculs dans le rein. Mort au bout de 5 mois de septicémie. Abcès multiples du rein avec calculs.

51. — Chavasse. (*Lancet*, 1887, v. I, p. 480.) — H. 31 ans. Pyonéphrose calculeuse. Néphrotomie lombaire. Mort de septicémie.

52. — Morris. (*Journ. of americ. Ass.*, avril 1887). — H. Pyonéphrose calculeuse. Néphrotomie lombaire. Évacuation d'urine purulente et de calculs phosphatiques. Fistule.

53. — Morris. (*Loc. cit.*) — H. Pyonéphrose calculeuse. Néphrotomie lombaire. Petites concrétions disséminées dans le rein. Mort par pyélite suppurée.

54. — Guyon. (*Ann. org. génit. urin.*, 1887.) — H. Pyonéphrose calculeuse. Néphrotomie lombaire en novembre 1887. Mort de tuberculose pulmonaire.

55. — Brun. (Hartmann. *Soc. anat.* 1er octobre 1886.) — H. 54 ans. Pyélite calculeuse. Néphrotomie lombaire en 1886. Évacuation de pus. Mort. Cancer et de l'uretère.

56. — Lange. (*N. York Med. journ.* 26 février 1887.) — F. 53 ans. Pyonéphrose calculeuse. Néphrotomie lombaire en 1886. Calcul du bassinet difficile à extraire. Guérison.

57. — Lange. (*Cong. Soc. All. Chir.* avril 1887.) — H. Pyonéphrose calculeuse. Néphrotomie lombaire. Ablation d'un calcul. Accidents du côté de l'autre rein. Néphrotomie lombaire et extraction d'un gravier de l'uretère. Guérison.

58. — Le Dentu. (*Loc. cit.*) — F. 60 ans. Pyonéphrose calculeuse. Néphrotomie lombaire le 30 janvier 1887. Extraction d'un calcul baignant dans le pus. Mort de septicémie.

50. — LANGE. (*N. York Med. Journ.*, janvier 1888.) — H. Pyélite calculeuse. Néphrotomie lombaire le 27 août 1887. Deux abcès du rein sans communication l'un avec l'autre dont l'un contenait un petit calcul. Fistule.

60. — FRANKS. (*Brit. Med. Journ.*, 1888, p. 68.) — F. 34 ans. Abcès du rein. Néphrotomie lombaire. Abcès du rein contenant un petit calcul. Guérison complète.

61. — JENNER VERALL. (*Lancet*, février 1888.) — F. 34 ans. Pyonéphrose Néphrotomie lombaire en décembre 1887. Ablation de calculs à deux reprises différentes. Guérison.

62. — LUCAS-CHAMPIONNIÈRE. (DEMELIN. *Soc. clin. Paris*, 1888.) — F. 42 ans. Pyonéphrose calculeuse. Néphrotomie lombaire en 1888. On ne trouve que du pus pendant l'opération. Calcul évacué par les voies naturelles le 22e jour. Guérison sans fistule.

63. — THIRIAR. (*Ac. roy Belg.*, 22 septembre 1888.) — F. 30 ans. Pyonéphrose calculeuse. Néphrotomie lombaire le 22 septembre 1888. Ablation d'un calcul. Guérison probable.

64. — DUBREUIL. (*Gaz hebd. Montpellier*, janvier 1889.) — H. 43 ans. Pyonéphrose calculeuse. Néphrotomie lombaire le 19 décembre 1887, fistule purulente persistant un an après.

65. — LE DENTU. (*Loc. cit.*) — H. 42 ans. Pyélite et abcès périnéphrétique. Ouverture de l'abcès périnéphrétique en août 1888. Néphrotomie lombaire le 12 février 1889. Rein suppuré avec 2 calculs. Guérison.

66. — BATTUT. (*Marseille médical*, avril 1889.) — H. 37 ans Pyonéphrose calculeuse. Néphrotomie lombaire en 1888. Rein suppuré avec calcul rameux. Fistule. Mort un an après.

A. RÉSULTATS OPÉRATOIRES. — Dans les tableaux précédents, nous avons réuni une grande partie des opérations de néphrotomie pour lésions rénales suppurées simples et calculeuses. Ils ne contiennent certainement pas tous les faits publiés, mais sont néanmoins suffisants pour pouvoir apprécier les résultats immédiats de l'intervention. Nous n'y avons introduit que les faits où la suppuration jouait un rôle prépondérant, omettant, avec intention, les cas de néphrolithotomies pour calculs du rein sans suppuration ou accompagnés d'un faible degré de pyélonéphrite.

Nous examinerons auparavant les résultats des statistiques déjà publiées :

Brodeur (1) relève :

Pour pyélo-néphrite calculeuse :

16 néphrolithotomies dont :

    13 lombaires . . . . 7 morts, soit 54 0/0

    3 abdominales. . . . . 3 morts

    6 néphrotomies lombaires. . . . . 2 morts, soit 34 0/0

Pour pyélo-néphrite suppurée,

14 néphrectomies dont :

    12 lombaires . . . . 4 morts, soit 34 0/0

    2 abdominales. . . . . 2 morts

Hartmann (2), ajoutant aux statistiques de Brodeur quelques faits plus récents, constitue un ensemble de 44 cas, sur lesquels il compte 18 morts, soit 41 0/0.

Bergmann, sur 93 observations, trouve 22 morts, soit une mortalité de 23,65 0/0.

Edw. Otis (3), sur 104 néphrotomies pour lésions suppurées de toute nature, constate 35 morts, soit 34 0/0.

Les statistiques plus récentes de Newman (4) donnent les résultats suivants :

60 néphrolithotomies pour affections calculeuses suppurées avec 26 morts, soit 43,3 0/0.

49 néphrothomies pour affections suppurées non calculeuses, avec 13 morts, soit 26 0/0.

Tuffier (5) sur 45 cas de néphrotomies pour pyonéphrose ne compte que 13 0/0 de mortalité.

L'examen des observations relatées dans notre thèse et relevées dans nos tableaux de néphrotomies nous permet d'établir la statistique suivante :

1° Néphrotomies pour pyélites et pyonéphroses non calculeuses.

    A. — Néphrotomies lombaires. 74

           Guérisons. 63

           Morts . . . . 11 = 14.8 0/0

(1) BRODEUR. Th., Paris, 1886.
(2) HARTMANN. Du trait. des pyélites. Gaz. des hôpit., 7 janv. 1888.
(3) EDW. O. OTIS. Boston Med. et Surg. Journ.; 18 oct. 1887.
(3) NEWMAN. Lect. to practit. on surg. diseases of the kydney. Londres, 1888.
(5) TUFFIER. Semaine médicale, 18 déc. 1889.

B. — Néphrotomies abdominales 5
        Guérisons........ 3
        Morts........... 2 — 40 0/0

2° Néphrotomies pour pyélites et pyonéphroses calculeuses.

A. — Néphrotomies lombaires........ 68
        Guérisons........ 48
        Morts........... 20 — 29 0/0

B. — Néphrotomies abdominales 3
        Guérisons........ 0
        Morts 3

Les causes de la mort ont été les suivantes :

CAUSES DE LA MORT	PYONÉPH. NON CALCULEUSES		PYONÉPH. CALCULEUSES	
	N. LOMB.	N. ABDOM.	N. LOMB.	N. ABDOM
Péritonite...............	2	1	»	»
Septicémie...............	»	»	3	1
Pyohémie...............	»	»	1	»
Pyélo-néphrite double...........	1	»	2	»
Collapsus...............	»	»	2	»
Shock...............	2	1	5	»
Pneumonie...............	»	»	1	»
Tuberculose pulmonaire	»	»	1	»
Anurie et Urémie...........	1	»	2	1
Tétanos...............	»	»	1	»
Cancer du bassinet...........	1	»	1	»
Cachexie...............	1	»	1	»
Sans indications	3	»	»	1
Total...............	11	2	20	8

On voit par les chiffres ci-dessus que la mortalité semble encore
assez élevée dans les néphrotomies pour pyonéphroses, mais on
doit tenir compte des conditions dans lesquelles est faite l'opération.
Si nous examinons les causes de la mort nous constatons qu'elle est
plusieurs fois survenue pas des complications étrangères à l'affection
rénale telles que la pneumonie, la tuberculose pulmonaire. D'autres
fois l'intervention fut tentée à une période si avancée de l'affection

qu'elle était d'avance frappée d'impuissance et que le malade devait fatalement succomber aux accidents septicémiques auxquels il était en proie. Enfin dans certains cas de cancer du bassinet ou de l'uretère l'opération était incapable d'enrayer la marche de l'affection néoplasique.

Le plus souvent, il est remarquable de voir avec quelle rapidité le malade recouvre la santé. Immédiatement après l'opération les phénomènes généraux disparaissent, la température s'abaisse, l'appétit renaît et quelques mois après, l'opéré, parfois presque mourant au moment de l'intervention, a recouvré une santé florissante.

La néphrotomie n'est certainement pas une opération qui menace directement la vie. Le danger réside tout entier dans la septicémie, conséquence de la rétention rénale purulente et, ce qui le prouve jusqu'à l'évidence, c'est que l'incision des reins non suppurés n'est jamais suivie de mort. Newman dans une statistique qui porte sur 42 cas de néphrolithotomie pour calculs du rein sans suppuration, ne compte pas un seul décès. Lawson Tait sur 44 néphrotomies pour lésions rénales de toute nature n'a eu qu'une seule mort à la suite de l'opération.

Le chiffre de la mortalité s'abaisserait davantage si l'opération était plus précoce et nous sommes persuadé qu'une néphrotomie hâtive tentée dès qu'il existe de la rétention même incomplète et dès l'apparition des premiers phénomènes généraux diminuerait d'autant les risques opératoires et les chances de fistules consécutives encore trop fréquentes.

B. Technique opératoire. — Deux voies principales ont été proposées pour aborder le rein, dans le but d'en évacuer une collection purulente. Mais, si quelques opérateurs, comme Lawson Tait et Thornton ne craignent pas la voie transpéritonéale, presque tous les chirurgiens, français et étrangers, reconnaissent la supériorité de la voie lombaire.

1° *Voie transpéritonéale.* — L'incision est faite, soit sur la ligne médiane comme pour une laparotomie ordinaire, soit au niveau du bord externe du grand droit, suivant le tracé de Langenbuch, ou reportée sur la partie latérale, en un point quelconque du flanc, au niveau de l'endroit le plus saillant de la tumeur. Après l'ouverture de la cavité abdominale, le feuillet de la séreuse, qui recouvre la tumeur, est incisé, décollé et fixé par des points de suture à la plaie pariétale avant l'ouverture de la collection purulente.

Hooper-May, dans une opération par voie abdominale faite en 1870, provoqua d'abord des adhérences avec la paroi par l'application de quatre trocarts, sur la ligne axillaire, suivant la méthode de Simon et n'incisa la tumeur pyonéphrotique que quelques jours après.

Si la voie transpéritonéale offre l'avantage de pouvoir explorer le rein du côté opposé par la palpation directe, elle a le grave inconvénient d'exposer à la contamination de la séreuse par le contenu purulent de la tumeur. La mortalité opératoire reste d'ailleurs très élevée puisqu'elle atteint 50 0/0.

Nous rapportons ici l'observation du Dr Schwartz publiée au congrès de chirurgie français de 1886, comme un type de néphrotomie transpéritonéale suivie d'un heureux résultat.

Observation XX. — *Néphrotomie transpéritonéale pour un abcès du rein gauche.* Schwartz, *Comptes rendus du Cong. Franc. de chirurg.* Paris, 1886. Résumée.

Mme P..., Emma, vint à Paris en avril 1886, afin de se faire traiter pour une affection vésicale datant de deux ans, cystite consécutive à des pertes blanches, avec mictions très fréquentes et douleurs en urinant. Il y a un an elle eut une hématurie, qui se renouvela plusieurs fois, puis disparut complètement. Il y a 8 mois elle eut, pour la première fois, des tiraillements passagers dans la région lombaire gauche. Depuis ce moment, l'amaigrissement a fait des progrès énormes. La perte de l'appétit est complète, le pouls petit et fréquent à 110 pulsations. Les urines sont purulentes.

Dans le flanc gauche existe une tumeur oblongue, dure, lisse, rénitente, très sensible à la pression, étendue du rebord des fausses côtes à la crête iliaque et proéminent dans le ventre. Il semble que le rein droit soit hypertrophié.

Une ponction, faite avec l'appareil Potain amena 100 grammes de pus environ. Les urines contenaient 1 gr. 10 d'albumine et une quantité de pus qu'on peut évaluer au quart du volume total.

Opération le 14 mai 1886, avec l'aide de MM. Monod et Terrillon. Incision verticale de dix centimètres, partant des fausses côtes et allant aboutir à trois centimètres en arrière de l'épine iliaque antéro-supérieure. Section de la peau, du tissu cellulaire sous-cutané, des couches musculaires et du péritoine, immédiatement en dehors du côlon descendant. La tumeur est ponctionnée, le péritoine qui recouvre la tumeur ouvert et suturé en avant du point on doit porter l'incision. Le rein étant difficilement séparable du péritoine on se contente d'inciser la tumeur. Incision de cinq centimètres dans la substance rénale, à travers une coque peu épaisse. Du pus fétide s'écoule en abondance. Le doigt introduit dans la poche la trouve anfractueuse, mais, nulle part, il n'existe de calculs. Deux gros drains sont placés dans la cavité. Pansement de Lister.

Les suites furent simples ; quelques oscillations dans la température qui au bout de cinq jours retombe à la normale. Les urines, très purulentes, peu abondantes après l'opération augmentèrent de quantité, pour atteindre bientôt, 1200 grammes ; en même temps la quantité de pus diminua de jour en jour.

Les forces revinrent rapidement, et le 26 août les urines ne contenaient plus traces de pus. Il persista une petite plaie, ne donnant pas passage à l'urine, mais laissant suinter un peu de pus.

Le 13 octobre l'orifice ne présente que quelques bourgeons charnus qui donnent encore un peu de suppuration. L'état général est excellent, mais le rein gauche est encore plus volumineux qu'à l'état normal.

2° *Voies lombaire et abdominale combinées.* Knowsley Thornton, convaincu de la nécessité de faire un diagnostic exact et de s'assurer de l'intégrité du rein opposé avant de recourir à la néphrotomie, fait d'abord une incision abdominale exploratrice.

Voici quelle est sa façon de procéder : il incise la paroi abdominale suivant le tracé de Langenbuch, qui permet d'arriver plus directement sur le rein supposé atteint, et, avec une main introduite dans la cavité abdominale palpe les uretères et les deux reins. S'il reconnaît dans l'un deux la présence d'un calcul ou d'une collection fluctuante il incise la région lombaire, puis le rein, pendant que la main abdominale maintenant l'organe, lui sert de guide. Nous ne croyons pas que ce procédé soit appelé à se généraliser, puisque, dans les cas douteux, l'incision exploratrice par la voie lombaire, ainsi que l'a établi Récamier (1) est une opération de peu de gravité et donne des renseignements plus précis que l'incision exploratrice abdominale.

3° *Voie lombaire.* — L'ouverture des collections purulentes intra-rénales est presque toujours faite par la voie lombaire. Un grand nombre d'incisions diverses ont été préconisées et sont toutes exposées par M. Le Dentu dans son traité des maladies des reins. Elles sont

(1) RÉCAMIER. *Étude sur les rapports du rein et son exploration chirurgicale.* Thèse de Paris, 1880.

analogues à celles que l'on emploie pour la néphrectomie, quoique cependant moins compliquées et peuvent se réduire à deux procédés : l'incision transversale et parallèle aux côtes de Morris et de Le Dentu et l'incision verticale de Simon, donnant toutes deux un accès très suffisant pour une large incision du rein.

L'incision de Morris commence sous la douzième côte, au niveau du bord externe de la masse sacro-lombaire et se porte obliquement en bas et en dehors, parallèlement et à deux travers de doigt au-dessous de la dernière côte aussi loin qu'il est nécessaire. Sa longueur habituelle est d'environ 11 centimètres.

L'incision de Simon est verticale, éloignée de huit centimètres de la crête épineuse, de façon à atteindre le bord de la masse sacro-lombaire. Etendue des fausses côtes à la crête iliaque elle est forcément limitée par ces deux plans osseux. Quelques chirurgiens, tels que Péan, prolongent l'incision sur les côtes et au delà de la crête iliaque sur une longueur de plus de trente centimètres. Ces longues incisions, de même que celles qui sont reportées plus en dehors, comme dans le procédé lombo-latéral de Trélat, sont souvent nécessaires pour l'extirpation d'une tumeur volumineuse, mais le plus fréquemment inutiles pour la néphrotomie.

M. le professeur Guyon emploie actuellement l'incision verticale quelque peu modifiée. Légèrement oblique en bas et en dehors, elle part du bord inférieur des côtes à huit centimètres de la ligne médiane pour atteindre la crête iliaque à douze centimètres de cette même ligne. Cette incision nous a toujours semblé donner un accès largement suffisant pour l'ouverture du rein.

Le malade est couché sur le côté sain, une alèze roulée sous le flanc de façon à faire saillir la région opératoire et à obtenir le maximum d'écart entre les côtes et la crête iliaque ; la main d'un aide déprime la paroi abdominale en fixant la tumeur et la repoussant vers la région lombaire. Après avoir incisé la peau et le tissu cellulaire sous-cutané suivant le tracé que nous venons d'indiquer, l'opérateur reconnaît la gaine des muscles sacro-lombaires qu'il fait maintenir en dedans au moyen d'un écarteur, puis il sectionne l'aponévrose moyenne, arrive sur le bord du carré lombaire qui est récliné à son tour ou même sectionné dans ses attaches inférieures pour peu qu'il gêne les manœuvres. Le chirurgien n'est plus alors séparé du rein que par sa capsule

cellulo-adipeuse qui a conservé son aspect normal ou a subi des altérations diverses que nous étudierons plus loin.

Lorsque le rein pyonéphrosé est très volumineux le parenchyme est
aminci, la fluctuation manifeste et l'incision est faite directement sur
le point le plus saillant de la tumeur. Le rein est quelquefois réduit à
une coque si mince qu'il est difficile de savoir si l'on a simplement ouvert un abcès péri-néphrétique ou pénétré dans le bassinet (observation XVII). D'autres fois la face postérieure de l'organe n'est modifiée, ni dans sa forme, ni dans sa consistance et des ponctions répétées
avec un appareil aspirateur peuvent seules guider le chirurgien vers
la collection purulente.

Des abcès sous-capsulaires superficiels peuvent être la cause d'opérations incomplètes. Dans une de nos observations (observation XXV)
l'incision porta sur un volumineux abcès sous-capsulaire, la substance
rénale située en avant paraissait saine et on aurait pu croire l'opération terminée si la prolongation de l'incision à travers la glande jusque dans le bassinet n'était venue démontrer l'existence d'une autre
collection pyélitique.

L'opération serait d'ailleurs bien incomplète si l'on se contentait de
la simple incision de la tumeur, car l'exploration digitale de la cavité
montre qu'elle n'est, le plus souvent, pas constituée par une poche unique, mais par une série de loges, communiquant plus ou moins libre-
ment les unes avec les autres et séparées par des cloisons de tissu rénal. Pour faciliter l'exploration M. Guyon passe un fil suspenseur
dans chacune des lèvres de la plaie rénale. Ces fils sont d'une grande
utilité, car ils fixent le rein mieux qu'on ne peut le faire en pressant
sur lui à travers la paroi abdominale. L'incision rénale, faite soit avec
le thermocautère, ou de préférence avec le bistouri doit être large
pour permettre l'exploration méthodique des cavités, le débridement
des cloisons qui les séparent et l'extraction des calculs.

La section des cloisons charnues ne détermine généralement pas
d'hémorrhagies sérieuses puisque M. Tuffier n'a trouvé que deux cas,
un de Bennet, l'autre de Nicholson, qui nécessitèrent la ligature d'artérioles ; cependant il est bon d'être prévenu qu'elles peuvent contenir
des artères d'un assez fort calibre. Pendant le cours d'une néphrotomie, M. Guyon sentit battre sous le doigt, une artère du volume de
la radiale et l'examen, à l'autopsie, d'un rein néphrotomisé peu aupa-

ravant fit constater l'existence, dans ses cloisons, de vaisseaux de deux à quatre millimètres d'épaisseur avec des parois ayant le quadruplé de l'épaisseur normale. Il est vrai, que ces artérioles de volume exagéré, sont entourées de couches musculaires puissantes qui facilitent leur rétraction rapide.

Le rein étant fixé par les fils suspenseurs et par la main placée sur l'abdomen qui sert de point d'appui, le chirurgien déchire progressivement avec l'ongle les éperons et les cloisons de tissu rénal, après s'être assuré par le toucher qu'elles ne contiennent pas de vaisseaux très volumineux. Lorsqu'elles offrent une résistance que le doigt ne peut vaincre on peut les sectionner, comme l'indique M. Le Dentu avec le thermocautère ou plutôt avec de forts ciseaux, qui coupent en mâchant et en écrasant, ce qui amoindrit de beaucoup les risques d'hémorrhagie.

Dans les pyonéphroses calculeuses la recherche et l'extraction des calculs est un temps difficile de l'opération. Il n'est pas rare de rencontrer des calculs rameux, branchus, moulés sur le bassinet et les calices dilatés, rugueux et irréguliers, dont l'extraction nécessite l'emploi de tenettes ou de leviers de formes variables. Le morcellement en est même souvent nécessaire pour pratiquer leur extirpation. Dans une opération de M. Le Dentu ayant duré une heure et demie le morcellement et l'extraction d'un volumineux calcul avait absorbé les deux tiers de ce temps.

. M. Guyon (1) a signalé une forme spéciale du rein pyonéphrotique qui rend l'extirpation des calculs très difficile. Par suite de l'augmentation de son volume le rein s'incurve et prend la forme d'un fer à cheval et le bassinet envoie dans ces deux cornes deux prolongements inférieur et supérieur, situés au-dessus et au-dessous de la grande cavité centrale. Des calculs y sont fréquemment dissimulés et leur ablation, soit avec les doigts, soit avec des instruments est très laborieuse. Dans cette observation l'autopsie démontra que, malgré de minutieuses recherches il restait des concrétions calculeuses dans ces deux prolongements.

Les exemples d'opérations incomplètes sous ce rapport sont nombreux, soit que les concrétions fussent dissimulées dans les calices,

(1) GUYON. De la taille rénale. *Loc. cit.*

soit que ces calculs se fussent développés dans le parenchyme même du rein. Dickinson a trouvé, à la nécropsie, des calculs dans un rein préalablement néphrotomisé. Lucas-Championnière, Le Fort, Nicholson ont observé leur élimination quelque temps après la néphrolithotomie. On n'apportera donc jamais trop de soins à l'exploration de la cavité avec le doigt, les instruments métalliques ou l'aiguille à acupuncture.

Après avoir soigneusement débarrassé le rein des concrétions calculeuses ou fibrineuses qu'il contenait, après avoir transformé en une poche unique la cavité anfractueuse par section des brides et des cloisons et s'être assuré que le pus ne peut séjourner en aucun point de la tumeur il est nécessaire de procéder au lavage de la poche avec des solutions antiseptiques, sublimé, acide phénique fort ou chlorure de zinc et assurer l'écoulement des liquides par un drainage méthodique.

Deux ou trois gros drains de fort calibre plongeant dans les prolongements les plus éloignés sont fixés par quelques points de suture au tissu même du rein.

La plaie pariétale doit-elle être suturée en partie ou rester largement béante ? Les opinions des chirurgiens sont différentes. M. Le Dentu préfère le tamponnement du foyer maintenu largement ouvert et drainé au moyen de deux à trois gros tubes, tandis que la plupart des opérateurs réunissent partiellement la plaie.

Nous croyons que l'on doit se comporter suivant les circonstances. Ce sont les altérations périnéphrétiques qui nous guideront dans notre choix.

Ayant l'intention d'étudier un peu plus loin les lésions périnéphrétiques d'origine rénale qui accompagnent les pyonéphroses, nous nous placerons d'abord dans le cas où l'atmosphère cellulo-adipeuse a conservé son intégrité.

Ce qu'il importe surtout d'éviter c'est l'inoculation secondaire de la capsule cellulo-graisseuse du rein par le liquide purulent qui s'écoulera par la fistule. Aussi conseillerons-nous le procédé employé actuellement par M. Guyon qui consiste, à attirer le rein, facilement mobilisable, au moyen des fils suspenseurs, vers l'ouverture de la plaie et à fixer par une série de points de sutures le tissu même du rein aux lèvres de la plaie cutanée. On nous objectera que nous favorisons la formation d'une fistule urinaire. Mais cette *fistulisation systématique*, que M. Guyon a préconisée depuis bientôt deux ans, nous ne la craignons pas et nous estimons qu'il est préférable d'obtenir une fistule urinaire, curable par des opérations consécutives, que de s'exposer à la suppuration de l'atmosphère cellulo-adipeuse et aux vastes décollements péri-rénaux, cause directe des fistules purulentes dont la guérison est encore plus difficile à obtenir.

Le rein étant solidement fixé à la plaie cutanée, celle-ci est réunie à ses parties inférieure et supérieure par des sutures profondes au catgut, musculaires et aponévrotiques et par des sutures superficielles au crin de Florence.

Comme pansement les sutures absorbantes méritent la préférence à cause de l'abondance des suintements et de la suppuration des jours suivants.

Telle est la technique opératoire dans les pyonéphroses sans lésions de voisinage, mais la plupart du temps il existe de la périnéphrite. L'importance de ces lésions périnéphrétiques nous amène à les décrire ici et à signaler les changements qu'elles sont susceptibles d'apporter dans le manuel opératoire des derniers temps de l'opération.

C. — PÉRINÉPHRITES ACCOMPAGNANT LES PYONÉPHROSES ET MODIFICATIONS QU'ELLES APPORTENT A LA NÉPHROTOMIE. — La périnéphrite d'origine rénale se présente sous trois variétés anatomiques différentes ; fibreuse, graisseuse et purulente, signalées dans de nombreuses observations et bien étudiées récemment par notre collègue Albarran (1).

1° La périnéphrite, fibreuse, ordinaire, dans laquelle la capsule propre du rein est épaissie et confondue avec l'enveloppe graisseuse, elle-même indurée et sclérosée, est la plus commune. Cette fusion entre la capsule propre et le tissu périrénal est souvent si intime qu'il y a continuité absolue et qu'on ne peut les délimiter même par un examen histologique ; ce qui explique que dans la néphrorraphie on puisse obtenir des adhérences solides sans décortication du rein. La capsule cellulo-adipeuse n'offre plus son aspect lâche et lamelleux

(1) ALBARRAN. *Société de Biologie*. Séance du 29 juin 1889.

ordinaire, mais présente un tassement, une induration très accusée et enveloppe la glande dans une véritable gangue de tissu fibreux. Le rein est alors fixé en place par l'intermédiaire de ce tissu et a contracté des adhérences solides avec les organes voisins. Dans l'opération de la néphrotomie, après l'incision du parenchyme rénal, il devient impossible d'attirer le rein vers l'orifice de la plaie lombaire et d'y fixer son tissu par des sutures. Cette sclérose périrénale devient heureusement elle-même un obstacle à l'inoculation secondaire, si fréquente et si facile lorsque ce tissu est normal, et n'expose, en général, qu'à la formation de foyers périnéphrétiques suppurés peu étendus.

2° La périnéphrite graisseuse décrite par Hallé et Hartmann est très remarquable dans certains cas de pyélite calculeuse. Le rein est entouré d'un véritable fibro-lipome dont l'épaisseur peut atteindre plusieurs centimètres. La substitution graisseuse se fait par production autour du bassinet et des calices de tissu graisseux, qui ne tarde pas à pénétrer dans la substance rénale, à se substituer à elle, au point de transformer l'organe en un véritable lipome (Hartmann). Ce tissu fibro-graisseux pénètre avec les vaisseaux dans les cloisons qui séparent les loges rénales. Il en résulte que les vaisseaux du hile sont adhérents au bassinet. Les veines rétrécies, rétractées, adhérentes à ce tissu peuvent être oblitérées par thrombose. Quant aux artères, atrophiées elles aussi, elles glissent dans des sortes de gaines très remarquables au milieu du tissu induré qu'elles traversent (Hallé).

Au point de vue opératoire cette forme de périnéphrite offre le double inconvénient de reculer le champ opératoire à une profondeur considérable, de gêner l'exploration digitale du rein et de s'opposer à sa mobilisation et à la fixation de son tissu aux lèvres de la plaie cutanée.

3° La périnéphrite suppurée est une complication assez fréquente de la pyonéphrose.

L'abcès peut siéger au-dessous de la capsule propre ou dans son épaisseur et les collections peuvent être petites et multiples ou envelopper complètement le rein qui baigne dans une nappe de pus. Dans ce cas le bassinet se trouve en dehors de l'abcès, puisque la capsule finit à ce niveau (Albarran).

Plus souvent l'abcès est véritablement périnéphrétique, c'est-à-dire développé dans l'atmosphère cellulo-graisseuse. L'inoculation se fait par la pénétration de micro-organismes pyogènes qui, partis des tubes urinifères et du bassinet, envahissent les espaces plasmatiques, traversent la capsule propre et déterminent la suppuration du tissu adipeux voisin (Albarran).

Ces collections périnéphrétiques d'origine rénale peuvent exister avant l'opération, ou survenir consécutivement à la néphrotomie.

Bergman, Israël, Stone-Croft, Démons, au cours d'opérations de néphrotomies rencontrèrent de ces vastes abcès. Bon nombre d'opérateurs se trouvant dans les mêmes circonstances furent amenés à terminer leur opération par une néphrectomie. Sur quarante-quatre néphrectomies pour pyélo-néphrites calculeuses, relevées dans la thèse de Brodeur, huit fois il existait de vastes abcès périrénaux.

Quelquefois limités et de petit volume, particulièrement quand il existe un certain degré de périnéphrite fibro-graisseuse, ils acquièrent souvent une étendue considérable lorsque l'atmosphère cellulo-graisseuse est saine. Dans une observation de néphrectomie, faite par Péan cet opérateur trouva un vaste décollement périnéphrétique, contenant plus de cinq litres d'un pus fétide.

Ces énormes abcès décollent, sur toutes ses faces, le rein qui forme alors une seconde poche à contenu purulent incluse dans la première. Les fusées purulentes suivent deux directions principales et viennent former des clapiers étendus dans les points où le tissu graisseux est le plus abondant, clapiers sous-costaux et sous-diaphragmatiques au-dessus du rein, clapiers iliaques au-dessous de l'organe. L'existence de plans osseux en ces deux points, s'opposant aux rapprochements des parois de ces foyers, est un obstacle à leur cicatrisation.

L'observation suivante est un exemple frappant d'abcès périnéphrétique de cause rénale.

OBSERVATION XXI (Due à l'obligeance de M. le Dr GUIARD). — *Abcès périnéphrétique d'origine rénale. — Incision du foyer. — Persistance d'une fistule purulente.* M. le professeur GUYON.

Mme R..., jusque-là très bien portante, éprouva les premiers symptômes d'une cystite à la suite d'un refroidissement le 4 juin 1886. En moins d'une semaine l'affection arriva à un degré d'intensité des plus remarquables. Soixante à quatre-vingts mictions en vingt-quatre heures, douleurs très aiguës, arrachant des cris et se prolongeant plusieurs minutes après la miction, urines troubles et abandonnant un dépôt abondant sans être cependant ammoniacales.

Pendant plusieurs mois elle consulta un certain nombre de médecins qui lui prescrivirent divers traitements, en particulier des calmants et des balsamiques, sans résultats appréciables.

Le 2 avril 1887, la malade consulte M. le Dr Guiard qui s'assure que les urines ne contiennent pas de bacilles (examen confié à M. le Dr De Gennes). La blennorrhagie paraît aussi pouvoir être écartée. Séance tenante instillation de nitrate d'argent au 1/50. Ce traitement est régulièrement continué tous les deux jours. La première cautérisation fait descendre le nombre des mictions de soixante à trente-cinq. Au bout de 12 jours il n'était que de dix-huit. L'appétit et le sommeil étaient revenus, mais les urines sont toujours restées troubles, bien que l'examen des deux reins fut constamment négatif. La continuation du traitement ne permit jamais d'obtenir moins de dix mictions en vingt-quatre heures.

En janvier 1888 la malade commence à se plaindre de douleurs dans la hanche et dans la cuisse droites. Les mictions redeviennent plus fréquentes. M. Guyon, qui examina la malade à cette époque ne constata rien d'anormal du côté des reins.

Les instillations, faites avec une solution d'un titre plus élevé, amenèrent une amélioration des symptômes, mais la douleur lombaire droite augmenta d'intensité, l'appétit diminua, la malade maigrit et M. Guiard constata une augmentation de volume du rein droit.

En juillet, M. Guyon constate l'existence d'une tumeur lombaire fluctuante et conseille la néphrotomie que la malade accepte.

L'opération est faite le 20 juillet avec l'aide des Drs Jamin, Desnos et Hallé. Incision couche par couche, verticale, en dehors de la masse sacro-lombaire. On arrive bientôt sur une vaste poche d'où s'échappe une énorme quantité de pus et se prolongeant vers la fosse iliaque. Bien que l'incision soit longue de vingt centimètres et facilite un large accès on n'aperçoit pas le rein. Les explorations digitales ne le font même pas sentir. Il s'agissait d'un abcès rétro-néphrétique. Un double drain fut mis en place et un pansement antiseptique appliqué sur la plaie.

Les suites furent extrêmement simples ; les drains progressivement raccourcis et remplacés par d'autres plus minces, furent complètement retirés au bout de deux mois. Dès les premiers jours qui suivirent l'opération, l'appétit, nul auparavant, redevint meilleur, la bonne mine et l'embonpoint reparurent à vue d'œil, ainsi que les forces. Les urines sont assez claires, elles n'abandonnent plus qu'un très léger dépôt. Les mictions ne sont plus douloureuses, mais leur fréquence reste très exagérée.

Les règles suspendues depuis un an reviennent le 3 novembre et présentent leur durée ordinaire.

Pendant toute l'année 1889 la santé s'est maintenue excellente, mais la situation locale est restée stationnaire.

Quant à la plaie lombaire qui s'était complètement refermée après l'ablation des drains, elle n'a pas tardé à se rouvrir. Il s'échappait alors une certaine quantité de pus, plus ou moins séreux mais jamais d'urine. La rétention de pus dans l'ancien foyer se traduisait très rapidement par le retour des douleurs de la hanche et de la cuisse du côté correspondant.

Comme la persistance du trajet fistuleux peut être facilement entretenue et que du reste la santé générale se maintient aussi parfaite que possible et permet à la malade d'aller et de venir, en menant une vie très active, elle ne réclame pas encore la nouvelle opération qui pourrait la débarrasser de sa fistule.

A l'exploration du flanc droit on sent une masse assez considérable formée probablement, en grande partie, par des fausses membranes ou des exsudats inflammatoires et dans laquelle il est absolument impossible d'apprécier, même approximativement, ce qui revient au rein.

La vessie n'est plus douloureuse, les urines sont presque claires et il semble que la fréquence persistante des mictions est due à une action réflexe partie du rein malade.

Nous avons cité cette observation bien qu'elle ne fût pas causée par une pyonéphrose, mais par une simple urétéro-pyélite ascendante sans rétention pour prouver que les suppurations périnéphrétiques d'origine rénale sont fréquemment la cause de fistules purulentes persistantes, si l'on ne prend certaines précautions pour les éviter.

Lorsqu'au cours d'une néphrotomie pour une pyonéphrose on trouve un abcès périnéphrétique déjà collecté, il est nécessaire non seulement de ne pas tenter la suture de l'incision lombaire, mais de maintenir la plaie largement béante pendant longtemps pour faciliter l'évacuation des liquides et éviter la rétention de pus dans ces foyers.

Les deux observations suivantes montrent les inconvénients qui peuvent résulter de la suture, même partielle, de la plaie et du drainage insuffisant des clapiers périrénaux.

OBSERVATION XXII. — *Néphrotomie pour suppuration rénale.* ALEXANDRE EDEL. *Arch. für Klin. chir.*, XXXIV, Helf. 2 et *Rev. Sc. méd.*, 1886, II, p. 670.

Le malade âgé de 39 ans souffrait depuis longtemps de coliques néphrétiques. Le 16 août 1885 il fut pris d'une nouvelle crise et présenta bientôt le tableau clinique du volvulus. On pratiqua des injections rectales et le lavage de l'estomac.

Le 20. Des gaz furent émis avec quelques scybales, mais l'état général

ne s'améliora pas et le 23, le malade se plaignit de douleurs dans l'hypochondre gauche. V. Bergman pensa qu'il s'agissait d'une péritonite cir-
conscrite. Le 11 septembre une tuméfaction diffuse se développa dans la
région inguinale. Le surlendemain, le scrotum prit les proportions d'une
tête d'enfant. V. Bergman fit une ponction exploratrice et retira du pus.
Incision de la paroi et écoulement de 2 litres de pus. Incision dans le pli de
l'aine, au scrotum ; large drainage. Le malade fait un abcès du poumon.
Le 22 nouvelle crise néphrétique. L'urine ne contient à ce moment ni albumine, ni pus, mais la réapparition de ces matières dans l'urine coïncide
avec la cessation des douleurs. Il est facile de comprendre que le rein
gauche ne sécrète pas pendant la crise et que c'est le rein droit, parfaitement sain qui produit une urine normale.

14 octobre. V. Bergman pratique la néphrotomie lombaire. On trouve
d'abord un abcès périnéphrétique qui a fusé derrière le péritoine jusque
dans le scrotum.

Le rein lui-même transformé en vaste cavité purulente est largement incisé. Réunion partielle de la plaie et drainage.

Vingt-cinq jours après l'opération le malade est pris de nouvelles douleurs, très vives du côté gauche. Le 12 janvier on désunit la suture. La
cavité rénale n'a plus que le volume d'une petite pomme, mais on trouve
une petite ouverture qui conduit dans un abcès sous diaphragmatique. Le
diaphragme n'a pas été perforé. Drainage et lavages. L'état général se
relève ; le 26 le malade, rétabli, se lève toute la journée, il reste une petite
fistule rénale qui ne donne passage à l'urine que la nuit dans le décubitus
dorsal.

•

OBSERVATION XXIII. — *Pyonéphrose d'origine blennorrhagique.* — *Néphrotomie lombaire.* — *Abcès périnéphrétique sous-costal.* IsRAEL. *Wien.
Med. Press.*, février 1889. Résumée.

Jeune homme de 22 ans toujours très bien portant jusqu'au moment où
il contracta la blennorrhagie. Le 1er décembre 1887 il tomba malade avec
fièvre et douleurs dans la région rénale irradiées jusque dans les jambes.
Trois semaines après, au moment de son entrée à l'hôpital on constatait
l'existence d'une tumeur rénale à gauche, volumineuse, étendue des côtes
à la crête iliaque et sur la ligne médiane jusqu'à l'ombilic. La langue est
sèche et rouge, l'urine peu abondante, acide avec très peu de pus.

Néphrotomie lombaire le 28 décembre 1888 et évacuation de un litre un
quart de pus. On pénètre dans une grande cavité formée par le rein dilaté,
tapissée d'une membranne unie. En aucun point la substance rénale n'ex-
cède l'épaisseur de quelques millimètres. Le doigt ne pouvait atteindre
l'extrémité inférieure de la tumeur ; en haut on sentait quelques calices
élargis et tout à fait dans la partie supérieure on pénétrait dans une cavité

à parois tomenteuses, formée par un abcès périnéphrétique subphrénique communiquant avec la tumeur rénale.

Comme les accidents dataient de fort peu de temps et comme le rein était réduit à une coque on pensa que le malade avait une hydronéphrose ancienne probablement congénitale devenue suppurée sous l'influence d'une infection ascendante.

A la suite de l'opération la quantité d'urine qui coulait par la fistule fut évaluée au double de celle évacuée par la vessie.

Le malade quitta l'hôpital avec un drain dans sa fistule, mais revint avec de la fièvre le 22 avril. Dilatation de la fistule. Pas de rétention dans la cavité rénale. Ce n'est qu'en débridant l'ancienne incision que l'on constate un décollement périnéphrétique sous-diaphragmatique contenant une masse de sang coagulé en décomposition. Il est évident que la communication entre l'abcès et la cavité rénale s'était oblitérée et que la rétention existait seulement dans le foyer sous-diaphragmatique.

Israël conclut de cette observation que lorsque la pyonéphrose est accompagnée d'un abcès sous-diaphragmatique, l'écoulement du pus par la communication entre le rein et l'abcès est insuffisant et qu'il faut drainer séparément ce dernier.

D'accord avec l'enseignement de M. Guyon nous croyons que lorsqu'il existe un abcès périnéphrétique survenu comme complication de la pyonéphrose il est préférable de laisser la plaie lombaire largement béante et de tamponner avec des bandelettes de gaze iodoformée ces cavités périrénales. Ce pansement à plat permettra le bourgeonnement de la profondeur vers l'extérieur.

Dans les observations suivantes il n'existait pas d'abcès périnéphrétique au moment ou la néphrotomie fut pratiquée, mais le conctact du pus, qui s'écoulait par la fistule, avec l'atmosphère cellulo-graisseuse fut la cause d'inoculation secondaire et de la formation de collections périnéphrétiques post-opératoires qui nécessitèrent une seconde intervention.

OBSERVATION XXIV. — *Pyonéphrose du rein gauche.* — *Néphrotomie lombaire.* — *Fistule urinaire pendant un mois, puis fistule simplement purulente.* — *Inoculation secondaire périnéphrétique.* — *Débridement de la fistule.* M. le professeur GUYON.

M. M..., âgé d'environ 45 ans, est atteint d'une énorme pyonéphrose du rein gauche avec très grave altération de la santé générale. La fièvre est subcontinue, les urines très purulentes, la tumeur très volumineuse.

Comme il avait fait un assez long séjour en Afrique on avait considéré ces accès de fièvre comme de l'impaludisme et attribué à l'hypertrophie de la rate la tumeur du flanc gauche.

M. Guyon porta le diagnostic de pyonéphrose et fit la néphrotomie lombaire au mois de juillet 1889. Par une incision verticale légèrement oblique étendue des côtes à la crête iliaque il parvint facilement sur le rein qui fut incisé et contenait deux collections purulentes volumineuses, séparées par une cloison et dont l'une contenait quelques calculs. Par suite des adhérences et de l'induration de la capsule cellulo-adipeuse le rein ne put être attiré et fixé aux lèvres de la plaie.

Immédiatement après l'opération l'état général s'améliora, la fièvre disparut et les urines devinrent moins purulentes sans cesser de l'être complètement. Pendant six semaines l'urine passa largement par la plaie, mais à la fin de l'année le rein paraissait complètement fermé et il persistait une fistule simplement purulente.

Au commencement de janvier 1890, à la suite de nouveaux accès de fièvre, le trajet fistuleux fut débridé et l'on constata l'existence d'un foyer périnéphrétique sous-costal dû à l'inoculation secondaire de la capsule adipeuse. La fistule rénale était complètement oblitérée. Ce foyer fut largement ouvert et pansé à plat par le bourrage de la cavité avec des bandelettes de gaze iodoformée et la plaie maintenue largement béante.

Actuellement l'état général est satisfaisant, mais les urines sont toujours purulentes.

Observation XXV (Due à l'obligeance de notre collègue Albarran). — *Pyonéphrose. — Néphrotomie lombaire. — Formation secondaire de foyers périnéphrétiques avec établissement d'une fistule purulente. — Débridement de la fistule.* M. le professeur Guyon.

M..., Hector, âgé de 48 ans, entre le 20 juin 1880, salle Civiale, lit n° 6.

Le début de l'affection remonte à une date fort éloignée. Vers l'âge de 20 ans, le malade commença à uriner du sang intimement mélangé à l'urine. Ces hématuries, de plusieurs jours de durée, se succédèrent pendant deux ans, mais à de longs intervalles. Fièvres intermittentes pendant un séjour aux Indes. A 20 ans blennorrhagie qui guérit facilement. A l'âge de 37 ans, c'est-à-dire il y a 11 ans il remarqua que ses urines étaient très troubles et que cela coïncidait avec un malaise général, du manque d'appétit et des vomissements. Les mictions sont normales et le malade ne souffre pas. En 1880 il entre une première fois dans la salle Civiale avec de la fièvre et des urines purulentes et sort onze jours après sans grande amélioration.

Depuis, son état est resté stationnaire avec des alternatives de bonne et de mauvaise santé, des urines tantôt claires, tantôt purulentes, des accès de fièvre de temps à autre et de la cystite. L'affaiblissement et l'amaigrissement augmentent progressivement.

A son entrée l'état général est mauvais. L'urèthre est normal ainsi que la prostate, la vessie peu douloureuse au contact et à la distension. Les mictions ne sont ni douloureuses, ni plus fréquentes et les urines laissent un abondant dépôt de pus au fond du bocal. Le rein gauche paraît sain, le droit est augmenté de volume et peu douloureux à la pression. Le malade n'en a, d'ailleurs, jamais souffert.

En raison des symptômes généraux la néphrotomie lombaire est faite le 26 juin 1889. Incision de M. Guyon et ouverture d'un abcès sous capsulaire sans communication avec le bassinet. Le rein situé en avant de l'abcès est incisé et l'on parvient dans le bassinet dilaté et rempli de pus. Extraction de petits calculs phosphatiques. Lavages avec la solution de chlorure de zinc et mise en place de trois gros drains pénétrant dans la cavité des abcès. Réunion de la partie supérieure de la plaie par des sutures profondes au catgut et des sutures superficielles au crin de Florence.

A la suite de l'opération il y eut désunion des sutures ; les urines contenaient toujours du pus et la température oscillait entre 38° et 39°.

Du 6 au 8 juillet, hémorrhagie en nappe très abondante qui ne fut arrêtée que par un tamponnement à la gaze iodoformée. Température vespérale 40°.

Le 10 l'hémorrhagie est définitivement arrêtée et la température revient à la normale.

Du 10 au 20 juillet l'état est stationnaire, l'appétit est médiocre, la sécrétion purulente par la fistule abondante, mais les urines sont plus claires. A partir du 10 août amélioration sensible.

Le 12 août reprise des phénomènes généraux : anorexie, nausées, vomissements, urines purulentes et fièvre.

L'amélioration commence à la fin d'août pour se continuer pendant tout le mois de septembre ; mais la persistance de l'écoulement purulent engage à recourir à une seconde intervention.

Le 1er octobre M. Tuffier suppléant M. Guyon, fait un avivement et un grattage de la fistule. Il constate l'existence de foyers périnéphrétiques formant trois diverticules distincts dont le supérieur remonte jusque sous la dixième côte. Les cloisons qui séparent ces cavités sont incisées et la cavité bourrée de gaze iodoformée.

A la fin d'octobre l'état du malade est des plus satisfaisants, les urines sont claires, l'appétit est revenu, il n'y a pas de fièvre, mais la suppuration est toujours abondante.

Le 7 décembre 1889, nouvelle intervention. M. Guyon fait un large débridement et constate l'existence d'un vaste décollement périnéphrétique, remontant sous les côtes jusqu'au diaphragme et se prolongeant, en bas, du côté de la fosse iliaque. Les cloisons du foyer sont, autant que possible, déchirées avec les doigts et la cavité bourrée de gaze iodoformée, sorte de pansement à plat, devant favoriser le bourgeonnement de la partie profonde vers la périphérie. La plaie est maintenue béante et ce pansement fréquemment renouvelé. Le rein est complètement fermé et il n'existe plus de fistule urinaire. Le malade est dans un état de santé excellent, il mange bien, engraisse et les urines restent constamment claires.

OBSERVATION XXVI. — *Pyonéphrose. — Néphrotomie lombaire. — Inoculation secondaire du tissu périnéphrétique.* M. le professeur GUYON.

Mme A..., âgée d'environ 35 ans est très anciennement souffrante des voies urinaires sans lésions tuberculeuses bien démontrées. En 1889, M. Guyon constate l'existence d'une pyonéphrose considérable du rein gauche et fait la néphrotomie lombaire. Le rein contenant une quantité considérable de pus était parfaitement mobilisable et aurait pu être suturé à la paroi lombaire mais ne l'a pas été. L'atmosphère cellulo-graisseuse était saine et il n'existait pas de périnéphrite.

A la suite de l'opération il se produisit une inoculation secondaire du tissu périrénal et il se forma des collections périnéphrétiques à la partie supérieure et à la partie inférieure du rein.

Actuellement ces foyers d'inoculation incisés et pansés à plat sont cicatrisés, mais le rein continue à suppurer et il s'écoule de l'urine par les drains lorsqu'ils sont enfoncés profondément. Il y a une grande amélioration dans l'état général. En somme résultat incertain.

On comprend facilement combien il est important d'éviter ces inoculations secondaires, qui, si nous en jugeons par les malades que nous avons pu suivre, doivent être trop fréquemment la cause de ces fistules purulentes rebelles, consécutives aux fistules urinaires. Le rein se ferme souvent de lui-même ; M. Guyon l'a constaté chez un certain nombre de malades, chez lesquels la fistule persistante était simplement entretenue par des foyers périrénaux consécutifs à la néphrotomie.

Les efforts du chirurgien doivent donc tendre à éviter cette complication, et les moyens dont il peut disposer pour obvier à cet accident, sont au nombre de deux : la suture du rein ou de sa capsule aux lèvres de la plaie, lorsque l'organe est mobilisable, ou, si la périnéphrite empêche de l'attirer vers l'extérieur, l'absence de réunion de l'incision lombaire.

Si, malgré ces précautions, il se produit des inoculations périphériques, une large incision des foyers, le débridement des cloisons qui les traversent, et un pansement par tamponnement avec des bandelettes de gaze iodoformée, par l'ouverture lombaire maintenue largement béante, sera le meilleur mode de traitement.

D. Traitement du rein après la néphrotomie. — Après la création d'un méat lombaire, le rôle du chirurgien n'est pas terminé. Il doit traiter directement le rein, vers lequel il a maintenant un accès facile et avoir pour but de tarir la sécrétion purulente dont il est le siège, en modifiant par des lavages antiseptiques les parois du foyer intra-rénal. Ce qu'il faut poursuivre, c'est l'asepsie du rein, difficile, sinon impossible à obtenir. Chez le malade de l'observation XVII qui conserve actuellement une fistule urinaire et dont le rein, pendant plus de six mois, suppurait abondamment, les urines émises par l'urèthre sont actuellement très limpides et celles qui s'écoulent par la fistule contiennent à peine de pus.

Les injections de teinture d'iode et de solutions de nitrate d'argent nous ont généralement paru diminuer la sécrétion purulente et hâter la cicatrisation, et le rein paraît admirablement supporter le contact de l'air et des lavages modificateurs.

Les drains doivent être progressivement raccourcis, mais tant qu'il persiste un écoulement purulent, il ne faut pas se hâter de les supprimer. Dans plusieurs de nos observations, on fut obligé de dilater le trajet fistuleux, et même d'inciser la cicatrice dont le rétrécissement trop rapide fut la cause de nouveaux accès de rétention rénale avec fièvre et phénomènes généraux.

Un fait des plus intéressants et que nous tenons à signaler, pour l'avoir plusieurs fois constaté, c'est que, chez les malades atteints de lésions rénales bilatérales au moment de l'intervention, la néphrotomie et le traitement consécutif agit favorablement, non seulement sur le rein incisé, mais améliore très notablement la pyélo-néphrite du côté opposé.

C'est en dirigeant soigneusement la cicatrisation, en agissant sur les parois du foyer par des injections modificatrices, en faisant des cautérisations profondes, que l'on peut espérer une guérison complète. Cependant, malgré la bonne direction du traitement, une fistule rénale est souvent la conséquence de la néphrotomie. C'est là, certainement, le côté faible de cette opération qui a effrayé certains chirurgiens au point de leur faire préférer la néphrectomie primitive. Nous n'hésitons pas à affirmer que ces fistules post-opératoires sont d'une extrême fréquence, mais que le chirurgien n'est pas désarmé contre elles, et que, par des opérations réparatrices consécutives, il peut en obtenir la guérison.

E. FISTULES POST-OPÉRATOIRES. — La fréquence de ces fistules post-opératoires est telle que M. Guyon a pu dire, avec juste raison, dans une de ses cliniques que la néphrotomie n'est, la plupart du temps qu'une opération temporaire et que si la guérison complète ne survient pas à la suite de l'opération, on doit intervenir pour guérir la fistule par un nouvel acte opératoire. On se trouvera alors conduit, suivant les indications, à l'extirpation du trajet fistuleux, à l'ablation du rein ou on laissera la fistule persister.

Si nous nous en rapportons aux résultats que donnent les statistiques, pour estimer la fréquence des fistules rénales consécutives à la néphrotomie dans les affections rénales suppurées ; nous obtenons les chiffres suivants.

Hartmann (1) ajoutant quelques cas aux statistiques de Brodeur estime qu'il existe une fistule persistante sur deux interventions et demie.

Bergmann arrive à peu près aux mêmes résultats ; 33 fistules sur 71 cas, c'est-à-dire pas tout à fait une fistule sur 2 cas et demi.

Tuffier (2) évalue leur fréquence à 60 0/0.

Si nous examinons nos tableaux de néphrotomie pour pyonéphroses simples et calculeuses nous constatons qu'au point de vue qui nous occupe, l'opération a donné les résultats suivants dans les néphrotomies pour pyonéphroses calculeuses ou non calculeuses.

Néphrotomies lombaires, 111 guérisons.

    Guérisons complètes, 14.

    Guérisons sans indications au point de vue de la persistance
        d'une fistule, 33.

    Guérisons avec fistule urinaire ou purulente persistante ou
        existant au moment de la publication de l'observation, 48.

(1) HARTMANN, Trait. des pyélites. *Gaz des hôp.*, 7 janvier 1888.
(2) TUFFIER, *Semaine médicale*, 16 décembre 1889.

Néphrectomies secondaires, 15.

Néphrotomies abdominales : une fistule sur trois guérisons.

L'appréciation exacte du nombre des fistules persistantes à la suite de la taille rénale, est en réalité, très difficile, soit que les observations ne contiennent pas d'indications à ce sujet, soit que la publication de l'observation ait eu lieu trop rapidement après l'intervention pour pouvoir en apprécier les résultats éloignés.

Nous pouvons cependant affirmer que leur fréquence atteint, au moins 50 0/0. Nous serions même porté à croire, si nous nous en rapportons aux malades que nous avons suivis que ce chiffre est beaucoup trop faible.

Chez tous les opérés de M. Guyon, dont nous avons relaté les observations il y eut persistance d'un trajet fistuleux donnant passage à l'urine ou simplement à du pus. Nous croyons donc que les fistules consécutives à la néphrotomie sont presque la règle ; aussi leur traitement doit-il pour le chirurgien être l'objet d'une étude approfondie.

1° *Fistules intra-rénales.* — Il est tout d'abord indispensable de distinguer dans les fistules intra-rénales, celles qui sont presque exclusivement urinaires de celles à prédominance purulente dont la thérapeutique est très différente.

a) **Fistules urinaires.** L'examen des faits publiés ne nous a pas permis d'établir la fréquence relative des fistules urinaires par rapport aux fistules simplement purulentes. Nous avons cependant remarqué que dans les cas ou le rein sécrète encore une notable quantité d'urine il s'établit d'abord une fistule urinaire, puis sous l'influence de l'incision du rein l'uretère oblitéré temporairement recouvre quelquefois sa perméabilité, l'urine reprend son cours normal et la fistule urinaire se transforme en fistule purulente.

Lorsque l'écoulement de l'urine par la plaie lombaire devient persistant c'est aux lésions urétérales qu'il faut l'attribuer. Les coudures, les rétrécissements fibreux et valvulaires de ce conduit, ou l'oblitération de sa lumière par un calcul, sont les vraies causes des fistules urinaires persistantes par l'obstacle qu'ils opposent au libre écoulement de l'urine par les voies naturelles. Le rein peut cependant se fermer de lui-même et l'uretère recouvrer une perméabilité relative. Nous l'avons constaté dans plusieurs observations. Aussi avant de considérer la fistule comme définitive et de faire un choix entre les procédés qui nous permettront d'obtenir une guérison complète convient-il d'attendre plusieurs mois.

Certains points de diagnostic seront préalablement établis, et avant de tenter la cure de la fistule il est indispensable de résoudre les trois questions suivantes (Tuffier) :

1. Les lésions sont-elles bilatérales.

2. La fistule lombaire est-elle urinaire ou purulente.

3. L'uretère a-t-il conservé sa perméabilité.

1º *Les lésions sont-elles bilatérales.* — L'existence de la bilatéralité des lésions est souvent d'un diagnostic délicat et c'est pour les avoir méconnues que certains opérateurs ont vu la néphrectomie secondaire suivie de mort par anurie à bref délai. La clinique et l'analyse des urines nous donnent cependant le moyen de faire ce diagnostic. L'existence d'anciennes coliques néphrétiques, des douleurs spontanées du rein opposé pourra déjà nous faire soupçonner une altération que l'exploration médiate viendra confirmer. Cette exploration devra porter sur deux points très importants : l'existence de la douleur provoquée par la pression et la constatation d'une augmentation du volume du rein. La percussion ne donne habituellement que des résultats négatifs tandis que la sensibilité à la pression est un excellent signe de lésions rénales. C'est la pression postérieure qui donnera les meilleurs renseignements. Elle doit-être faite aussi localisée que possible en enfonçant progressivement et avec douceur l'extrémité des doigts dans l'angle costo-vertébral, au niveau duquel on arrive directement sur l'extrémité inférieure de la glande. Elle détermine chez le malade une douleur spéciale, souvent très vive, différente de la sensation que produit la simple compression musculaire.

L'augmentation de volume du rein, même légère, est reconnue par le mode d'exploration décrit par M. Guyon sous le nom de ballottement rénal.

La palpation de l'uretère par la région abdominale antérieure et par le toucher vaginal ou rectal donnera de précieux renseignements, sur son volume, sa consistance, sa sensibilité.

M. Tuffier dans des expériences très habilement conduites, sur la chirurgie du rein a constaté que le dosage de l'urée et des matériaux extractifs de l'urine pouvait, dans une certaine mesure, faire prévoir la pyélo-néphrite bilatérale. La diminution de l'urée est alors l'indice que les lésions du rein opposé ne lui ont pas permis de subir une hypertrophie compensatrice.

S'il existe une oblitération de l'uretère, l'analyse chimique des urines contenues dans la vessie nous donnera la mesure exacte du fonctionnement de l'autre glande. Si au contraire il y a mélange dans le réservoir vésical des produits sécrétés par chacun des reins, le cathétérisme de l'uretère pourra seul nous renseigner utilement sur la qualité de l'urine sécrétée par l'organe que l'on suppose altéré. Mais ce cathétérisme est une manœuvre délicate qui demande une grande habileté et il n'est nécessaire d'y recourir que lorsque l'examen clinique laisse un doute sur l'existence de lésions bilatérales.

2° *S'agit-il d'une fistule urinaire ou purulente ?* le diagnostic ne souffre, en général, aucune difficulté. La nature du liquide, sa quantité, son odeur, l'analyse chimique, tranchent cette question. Dans deux de nos observations (observations IX et XIV) cette analyse ne laissait aucun doute sur l'existence d'une fistule urinaire et nous donnait même la mesure exacte du fonctionnement du rein néphrotomisé. Quelquefois le liquide émis par la fistule est clair et limpide sans trace de pus, d'autres fois il est tellement purulent que la quantité d'urée qu'il contient permettra seule de reconnaître la présence de l'urine mélangée au pus. Enfin l'examen du trajet, sa profondeur, l'introduction du doigt ou d'instruments assureront ce diagnostic.

3° *L'uretère est-il perméable ?* Pour s'en assurer, il n'existe pas de meilleur moyen que l'injection par la fistule de liquides dont on puisse quelques instants après, déceler la présence dans la vessie. La teinture d'iode, l'acide phénique en solution faible, le sulfate de fer et les liquides diversement colorés remplissent parfaitement ce but.

Le cathétérisme rétrograde de l'uretère avec une sonde flexible, l'occlusion temporaire de la fistule avec de la gutta-percha permettent aussi de s'assurer que le conduit excréteur est libre.

Lorsque la perméabilité est insuffisante, l'injection dans l'uretère de liquides modificateurs ou l'irrigation continue telle que l'emploie Keith peut amener l'amélioration des lésions. D'ailleurs, sous la simple influence de la taille rénale, l'uretère peut recouvrer une lumière suffisante pour assurer l'élimination de l'urine, comme nous l'avons plusieurs fois observé.

Ces différents points de diagnostic définitivement fixés, examinons quelles sont les ressources thérapeutiques qui peuvent nous conduire à la guérison complète d'une fistule urinaire.

Les injections stimulantes ou de liquides caustiques échouent la plupart du temps. Il en est de même des cautérisations avec le thermocautère.

Le débridement du trajet fistuleux consistant dans l'agrandissement de l'orifice jusqu'au fond du foyer ne peut guère suffire parce que, le plus souvent, le foyer est lui-même irrégulier, anfractueux, partagé en alvéoles multiples par des cloisonnements et des éperons résistants. L'intervention reste inutile si l'on n'arrive à niveler le fond par la section et l'incision de ces éperons de tissu sclérosé (Le Dentu).

M. le professeur Guyon, dans une clinique sur les fistules rénales consécutives à la néphrotomie, parue en août 1888, conseille l'extirpation du trajet fistuleux, et s'exprime en ces termes : « Si vous vous « trouvez en présence d'une fistule chirurgicale, la lésion qui provoqua « l'intervention étant guérie, vous examinerez la perméabilité de « l'uretère et l'utilité sécrétoire, et vous pourrez alors vous proposer « de guérir la fistule tout en conservant le rein. L'opération condui- « sant à ce résultat et que je me propose d'exécuter quand le moment « s'en présentera consiste dans l'ablation du trajet fistuleux avec su- « tures des parois y compris le rein. »

Dans le cours de l'année suivante un des malades néphrotomisés par M. Guyon se trouva présenter les conditions qu'il avait précisées dans sa clinique, comme permettant l'extirpation de la fistule rénale. Il comptait pratiquer cette opération qui fut du reste faite par M. Tuffier, appelé à le suppléer, à cette époque, dans son service. Les expériences sur les animaux, faites par M. Tuffier, ayant prouvé d'une façon incontestable la facilité de réunion du tissu rénal, il y avait lieu d'espérer un résultat favorable. Aussi l'opération fut-elle suivie d'un plein succès.

OBSERVATION XXVII (1). — *Pyonéphrose calculeuse.* — *Néphrotomie lombaire.* — *Persistance d'une fistule urinaire.* — *Extirpation du trajet fistuleux et réunion du rein.* — *Guérison.* — *Mort quelques mois après de broncho-pneumonie.* M. le professeur Guyon et M. Tuffier. (Recueillie par M. Delagrnière, interne du service.)

G..., Ernest, âgé de 46 ans, entre le 9 juillet 1889, salle Civiale, lit n° 19.

(1) Cette observation a été publiée en partie dans la thèse de M. ROBINEAU-DUCLOS et lue à la *Société de chirurgie* par M. TUFFIER.

Aucun antécédent héréditaire morbide. En 1871 le malade est pris pour la première fois de coliques néphrétiques, très douloureuses, suivies de l'émission de graviers par l'urèthre. Il fut traité par le bicarbonate de soude et l'eau de Contrexéville. Les accès devinrent plus fréquents et se renouvelèrent deux fois par mois.

En 1882 il eut des hématuries peu abondantes ne coïncidant pas avec les accès de coliques néphrétiques et survenues à deux mois d'intervalle.

Pendant 2 ans l'état s'aggrave. En 1884, envies fréquentes d'uriner et douleurs très vives après chaque miction, les urines restent claires.

Le malade entre à l'hôpital St-Louis pour une cystite. Application de glace sur le ventre et instillations. Il séjourne 3 mois à l'hôpital.

Il entre une première fois à Necker dans la salle Civiale, le 8 décembre 1884, pour un calcul vésical. Après sept séances de lithotritie à douze jours d'intervalle il quitte l'hôpital en mars 1885.

Depuis ce temps il souffre constamment des deux reins et rend de temps à autre de petits calculs. Pas d'hématuries. Les mictions restent fréquentes, toutes les 1/2 heures, avec douleurs après la miction et urines très sales.

Il revient à Necker le 9 juillet 1889 dans un très mauvais état général. Il a beaucoup maigri, n'a plus d'appétit, la soif est vive et la langue sale et sèche. Pendant les 8 jours qui ont précédé son entrée il a eu de violents frissons et des urines moins chargées.

L'examen à son entrée fait constater les symptômes suivants : l'urèthre est très sensible dans la région membraneuse et prostatique; la vessie est très sensible à la distension et 150 gr. de liquide déterminent une douleur assez vive. L'exploration métallique ne fait découvrir aucun calcul. La région lombaire et le flanc droit sont remplis par une tumeur dont le ballottement rénal et la palpation permettent d'apprécier les limites. Elle descend en bas à 2 centim. au-dessous de l'épine iliaque antéro-supérieure et s'avance jusqu'à trois travers de doigt en dehors de l'ombilic. La palpation étant extrêmement douloureuse il est difficile de reconnaître sa consistance. Mate à la percussion en arrière et latéralement, elle est sonore à la partie antérieure. Du côté du rein gauche l'exploration est douloureuse mais ne laisse pas percevoir de tumeur.

Les urines sont limpides et de couleur normale. L'analyse donne 12 gr. 27 d'urée et 0 gr. 67 d'albumine par litre.

Néphrotomie lombaire le 13 juillet 1889 par M. Guyon. Immédiatement avant l'opération, pendant que l'on préparait le malade, il rend une urine très chargée de pus; son rein se sera probablement vidé en partie. Incision postérieure oblique partant de la 12e côte au niveau du bord externe de la masse sacro-lombaire et descendant obliquement vers l'épine iliaque. L'enveloppe cellulo-adipeuse du rein n'est pas altérée et se compose de plusieurs feuillets séparés par des veines et des lobules graisseux. Le rein est découvert et l'on constate qu'il suit les mouvements respiratoires; la main d'un aide le repousse de l'abdomen vers la plaie lombaire. Une première ponction avec un trocart aspirateur ne donne issue à aucun liquide ce qui, joint à la coloration d'aspect normal de l'organe, fait douter de l'existence d'une pyonéphrose; mais une sonde cannelée introduite par le même orifice laisse sourdre du pus en abondance. Après une large incision au bistouri le doigt pénètre dans le rein contenant une poche cloisonnée à parois minces située à la partie inférieure qui semble être le bassinet. L'exploration des cloisons fait sentir des battements artériels, ce qui n'existe habituellement pas dans les reins suppurés de date ancienne. Il se produit une hémorrhagie en nappe de la substance du rein que les lavages arrêtent à peu près. Les bords de l'incision rénale sont suturés par 6 points au catgut aux plans les plus profonds de la région lombaire. Deux gros drains accolés sont introduits dans la cavité et fixés au pourtour de l'incision du rein. Tamponnement avec de la gaze iodoformée. Sutures profondes des plans aponévrotiques et musculaires au catgut et sutures superficielles au crin de Florence. Pansement à la gaze iodoformée et au coton hydrophile.

Dans la journée il y eut un peu d'agitation : injections sous-cutanées de morphine, champagne.

Pendant 15 jours le malade fut extrêmement faible et pouvait à peine se soulever sur son lit. L'appétit était nul, les traits tirés et la température oscillait entre 37° et 38°,5. Pansement tous les jours. Pendant les cinq premiers jours le pansement ne contenait pas de pus, mais de l'urine en grande abondance. La réunion au-dessus et au-dessous de la plaie paraissait se faire par première intention.

A partir du 19 juillet il y eut du pus dans le pansement mais en petite quantité. L'urine émise par l'urèthre dans ces 15 premiers jours variait de 1/2 litre à 1 litre.

A partir du 27 juillet l'état s'améliore, la fièvre disparaît complètement, l'appétit revient et les urines émises par l'urèthre atteignent 1 litre 1/2 par jour.

La plaie se rétrécit mais ne diminue que fort peu en profondeur. Le 8 août le malade commence à se lever.

Le 8 août la plaie mesure environ 5 centim. d'étendue et admet facilement 2 gros drains dont l'un est introduit en bas dans une longueur de 10 centim., l'autre perpendiculairement en dedans sur une longueur de 7 centim.

26 août. Injection de teinture d'iode par la plaie. On ne constate pas dans les urines la réaction par l'amidon, cependant le malade a souffert de la vessie après l'injection. Depuis quelques jours les urines sont très purulentes, l'urèthre est très sensible et les mictions sont fréquentes.

2 septembre. Seconde injection de teinture d'iode et l'on constate que l'iode passe immédiatement dans les urines par l'uretère. On raccourcit le drain et on l'enlève définitivement le 28 septembre.

Une dernière injection de teinture d'iode montre que l'uretère est resté perméable.

À ce moment la plaie superficielle est presque complètement fermée mais il existe une petite fistule d'une profondeur de 7 à 8 centim. par laquelle sort de l'urine en abondance, mais pas une goutte de pus.

Dans ces conditions M. Tuffier, suppléant M. Guyon, tente l'oblitération de la fistule le 2 octobre 1889.

Il dissèque le trajet fistuleux jusqu'au niveau du rein après s'être donné du jour par une incision longitudinale située à deux travers de doigt en dehors de la première et les deux incisions sont réunies par une troisième transversale donnant à peu près la forme d'un H dans la région lombaire. Pendant la dissection de la partie superficielle de la capsule, le malade fait un mouvement et on transperse le lambeau cutané au niveau de la première incision. Le rein est libéré de toute adhérence avec les parties voisines. Pendant ces manœuvres il se produisit une déchirure assez considérable de la partie supérieure. Une fois mobilisé le rein est attiré dans la plaie et après avoir avivé les surfaces du parenchyme, l'on fait un premier plan de sutures au catgut comprenant uniquement le parenchyme rénal, oblitérant l'ouverture de l'organe. Cinq points de suture sont ainsi posés. L'on fait ensuite un second plan de sutures au catgut réunissant les couches musculaires et aponévrotiques, puis un troisième plan de sutures superficielles au crin de Florence. Un drain qui ne va que jusqu'à la surface suturée du rein est laissé à la partie inférieure de la plaie.

Les jours suivants le malade n'a pas de fièvre et ne souffre pas. Le 8 octobre, lors du premier pansement la plaie semble réunie et on enlève une partie des sutures. Le 11, toutes les sutures sont enlevées. L'échappée faite au niveau de la première cicatrice seule n'est pas réunie et donne issue à un liquide d'aspect louche. Le malade souffre de la vessie et les mictions sont très douloureuses.

La plaie se désunit les jours suivants sans qu'il y ait cependant suppuration. Elle commence à se combler vers le 17 octobre et la cicatrisation se fait alors avec une extrême rapidité. Le 21 on ne laisse qu'un tout petit drain au niveau de la perforation de l'ancienne cicatrice dont la cicatrisation est plus lente.

La cystite semble s'aggraver à mesure que la plaie lombaire s'améliore.

24 octobre. Instillation de nitrate d'argent après injection de cocaïne. Douleurs intolérables.

Le **27.** La plaie lombaire est complètement fermée et l'on enlève tout pansement.

8 novembre. Lavage de la vessie après injection de cocaïne. Le malade est très soulagé pendant 2 heures. Second lavage le soir. On continue les lavages tous les jours et le malade en éprouve de l'amélioration.

Vers la fin de novembre lavages de la vessie à la solution de nitrate d'argent. Les douleurs de cystite persistent encore mais avec une moindre intensité.

L'état du malade était de plus en plus satisfaisant lorsque le 23 décembre il est pris d'une forte attaque de grippe, le 26, bronchite, le 29 l'affection pulmonaire fait des progrès et il meurt le 9 janvier de broncho-pneumonie.

Autopsie. — L'autopsie faite le lendemain montre une adhérence complète du rein droit avec la paroi lombaire et l'on est obligé d'enlever une partie de cette région ainsi que la 12e côte pour pouvoir extraire le rein de l'abdomen.

Les poumons sont le siège de lésions congestives très accentuées. Il y a de l'emphysème des lobes supérieurs avec des foyers de broncho-pneumonie surtout aux bases.

Le cœur droit est dilaté ; l'oreillette remplie par un caillot agonique qui se prolonge dans la veine cave inférieure. Le foie et le système veineux sont gorgés de sang.

L'appareil urinaire présente des lésions très complexes. Les parois vésicales sont épaissies et dans son intérieur on trouve enclavé presque dans la prostate un calcul ovoïde que l'on peut repousser dans la vessie. Un second calcul très petit en forme de haricot est situé dans l'angle gauche du bas-fond vésical.

Les uretères sont volumineux, distendus, sinueux, perméables l'un et l'autre.

Le rein gauche est très augmenté de volume. Incisé par son bord convexe, on constate que le bassinet est distendu et suppuré. Dans l'épaisseur même du tissu rénal existent un très grand nombre de très petits calculs dont les plus gros atteignent le volume d'une lentille qui sont logés dans de petites poches et dans les anfractuosités des calices.

Le rein droit offre un aspect presque normal à sa partie inférieure, mais la partie supérieure est fixée et perdue dans les tissus ambiants. Incisé par le hile on trouve partant du bassinet dilaté deux prolongements qui se dirigent l'un vers la partie inférieure du rein, l'autre vers la peau au niveau de la cicatrice.

Une dissection attentive montre que le rein adhère à la cicatrice de la région lombaire et qu'en ce point il y a fusion intime des tissus. Les capsules propre et adipeuse peuvent être facilement séparées à la partie inférieure, de même que l'on peut détacher facilement le parenchyme de la capsule, tandis qu'à la partie supérieure les 2 capsules adhérentes au tissu rénal sont confondues entre elles. Il existe en outre des adhérences solides avec les tissus voisins se prolongeant jusqu'à la 12e côte. Une incision transversale est faite vers le milieu du hile et comprend la cicatrice cutanée ce qui permet de voir la fusion des tissus. Sur cette coupe, à l'œil nu, le rein semble s'être réuni à lui-même au niveau de l'ancienne section de la néphrotomie et se confond par sa surface libre avec la cicatrice des tissus voisins et de la peau.

Le résultat de l'*examen histologique*, fait par le D⁰ Albarran, démontre que le rein néphrotomisé était atteint d'une néphrite diffuse, à la fois conjonctive et épithéliale. Dans un grand nombre de points les glomérules présentent une capsule épaissie et un paquet vasculaire en voie de transformation fibreuse. Les tubes contournés présentent un épithélium peu distinct, grenu, remplissant plus ou moins la lumière des tubes. Dans le tissu conjonctif on voit une grande quantité d'éléments embryonnaires qui étouffent plus ou moins l'élément tubulaire. Les altérations précédentes sont plus ou moins marquées suivant les endroits que l'on examine et il est des parties ou le tissu rénal est encore assez bien conservé. C'est d'ailleurs là un fait habituel dans les pyélo-néphrites. Les vaisseaux sont sclérosés.

Par sa surface externe le rein adhère au tissu cellulaire sous-cutané par un tissu fibreux qui est en continuité avec sa capsule propre. On voit toute une série de lamelles fibreuses étendues depuis le derme jusqu'à la capsule du rein qui est méconnaissable. Par sa surface externe cette capsule est confondue avec les travées fibreuses, par sa surface interne elle se perd insensiblement dans le tissu conjonctif plus ou moins cellulaire qui entoure les glomérules les plus superficiels, dont un grand nombre ont subi une transformation fibreuse complète.

Au niveau de la cicatrice on distingue une ligne fibreuse qui s'étend du bassinet à la surface externe du rein. Par son extrémitée inférieure cette ligne se continue de chaque côté avec la partie correspondante du rein qui présente un liséré fibreux à ce niveau, c'est-à-dire que la partie du bassinet attenante à la cicatrice est dépourvue de couche épithéliale. La cicatrice elle-même est constituée par du tissu fibreux adulte dont les faisceaux présentent pour la plupart une direction perpendiculaire à la substance rénale avoisinante. De chaque côté de la cicatrice on voit les altérations de la néphrite diffuse, ci-dessus décrite, bien plus prononcées que dans les autres endroits du rein. A ce niveau les glomérules plus rapprochés, par disparition d'éléments tubulaires, se présentent sous l'aspect de petites boules fibreuses dans lesquelles on ne distingue plus, ni paquet vasculaire, ni capsule de Bowman. Au delà on passe par une transition insensible aux altérations du tissu rénal que nous avons décrites.

Il résulte de cet examen : 1° que malgré la mobilisation qui a été pratiquée le rein est adhérent et confondu avec la cicatrice cutanée-musculaire ; 2° qu'il n'y a pas de néoformation au niveau de la cicatrice, ce à quoi on pouvait s'attendre, étant donné l'âge du malade ; 3° que bien que l'opération ait produit un très bon résultat, le rein n'est pas guéri et reste atteint d'une néphrite diffuse beaucoup plus grave que du côté opposé.

Nous croyons utile d'insister sur le manuel opératoire de cette nouvelle intervention et nous l'emprunterons à M. Tuffier tel que lui-même l'a décrit (1).

« Je procède en trois temps qui rappellent ceux que M. Trélat re-
« commande dans la cure des fistules stercorales : 1° Je libère le rein ;
« pour cela je fais une incision lombaire à deux travers de doigt en
« avant de la fistule, incision parallèle au carré lombaire, comme s'il
« s'agissait de faire une néphrectomie. Cette incision est pratiquée
« loin de la fistule et de l'incision de la néphrotomie primitive de fa-
« çon à évoluer dans une région souple et saine. J'aborde ainsi le rein
« que j'isole de sa capsule graisseuse. Je sectionne ses attaches à la
« fistule ; la glande est ainsi mobile et j'ai son orifice sous les yeux ;
« 2° J'avise alors le parenchyme rénal tout autour de la fistule et dans
« toute son épaisseur, j'arrête l'hémorrhagie par une compression
« simple, puis, je suture la plaie rénale par quatre points de gros
« catguts passés en pleine substance et trois points superficiels à la
« Lembert ; l'hémostase est parfaite, le rein est fermé, je l'abandonne
« dans l'abdomen ; 3° J'extirpe alors le trajet fistuleux cutanéo-muscu-
« laire et sa très épaisse paroi, je mobilise mes deux lambeaux adhé-
« rents profondément et je les suture en étages. La plaie se réunit
« profondément et superficiellement par première intention ».

Dans une discussion récente à la Société de chirurgie, M. Brun (2) fait remarquer que cette opération ne peut être appliquée indistinctement à toutes les fistules rénales, et réclame des conditions particulières dont les deux plus importantes sont l'asepsie du rein et la perméabilité de l'uretère. M. Bouilly pense qu'il existe une autre contre-indication qui consiste dans l'épaississement considérable de tous les tissus qui avoisinent le rein ; un des points capitaux de cette méthode étant l'isolement facile de la glande qui n'est certainement pas possible chez tous les malades.

En raison de l'existence presque constante de la périnéphrite, et de l'adhérence intime du tissu rénal à la cicatrice cutanée musculaire que l'examen anatomique et histologique des pièces de l'observation précédente est venu démontrer, la mobilisation de la glande et son iso-

(1) TUFFIER. *Semaine médicale*, 18 décembre 1889.
(2) *Société de Chirurgie*. Séance du 8 janvier 1890.

lement des tissus voisins ne semble pas indispensable pour pouvoir obtenir une réunion par première intention de la fistule. Un avivement en entonnoir tel que l'indiquait M. Guyon dans sa clinique sur les fistules rénales, comprenant la peau, le tissu situé autour de la fistule et le parenchyme même du rein et la réunion par des sutures en étage des parois cruentées de ce trajet réno-cutané, donnerait probablement un résultat tout aussi favorable.

Une condition indispensable pour justifier l'extirpation de la fistule est d'obtenir l'asepsie du rein ou tout au moins la disparition presque complète de l'écoulement purulent. Si la fistule sécrète encore une grande quantité de pus il est évident qu'on ne fera pas une nouvelle opération dont le résultat inévitable serait la production d'une nouvelle rétention intra-rénale.

Quelle doit donc être la conduite du chirurgien lorsqu'il il y a persistance de l'écoulement purulent?

La persistance d'une fistule purulente intra-rénale est due presque toujours à un écoulement insuffisant du pus au dehors. Par la dilatation du trajet, par le débridement de la fistule il est indispensable de s'assurer qu'il n'existe pas dans la glande de cavités anfractueuses, communiquant par des trajets tortueux avec la cavité centrale et dans lesquelles le séjour du pus empêche la cicatrisation. Chez une opérée de M. Bouilly, dix-huit mois après l'intervention il persistait une fistule intarissable qui se ferma à la suite d'un débridement du trajet et d'une débâcle intestinale purulente. Il est fort probable qu'une poche, épargnée lors de la première intervention, avait entretenu la suppuration et s'était enfin évacuée par l'intestin.

En face d'une oblitération persistante de l'uretère, que l'écoulement de la fistule intra-rénale soit urinaire ou purulent, la ligne de conduite est la même et il ne reste qu'à pratiquer la néphrectomie secondaire ou à laisser persister la fistule.

Lorsque l'utilité fonctionnelle du rein est à peu près nulle et qu'on peut avoir la certitude de l'intégrité du rein opposé, l'ablation des restes de la glande s'impose. Encore faut-il songer que la néphrectomie secondaire est une opération qui n'est pas exempte de dangers et que des adhérences presque fatales au péritoine, à la veine cave et à tous les tissus environnants rendent l'opération laborieuse.

Il est vrai que l'état du malade s'étant amélioré la néphrectomie se fait dans de meilleurs conditions que l'extirpation primitive, mais la mortalité s'élève encore à 30 0/0.

L'ablation totale du rein dans ces conditions est même souvent reconnue impossible et il faut se rabattre sur deux procédés qui peuvent même échouer à leur tour, la néphrectomie sous-capsulaire et l'héminéphrectomie postérieure.

L'observation suivante empruntée à l'ouvrage de M. Le Dentu nous montre la difficulté de ces opérations.

OBSERVATION XXVIII. — *Néphrolithotomie du rein gauche suppuré. — Guérison avec persistance d'une fistule lombaire. — Traitement de la fistule par des opérations diverses. — Mort. M. Le Dentu. Malad. chir. des reins, des uret. Paris, 1889. Résumée.*

Un jeune homme de 30 ans est admis à l'hôpital St-Louis dans le service de M. Le Dentu pour un coryza chronique ulcéreux. A l'âge de 6 ans il avait été tourmenté par de vives douleurs dans la région lombaire gauche et jusqu'à l'âge de 12 ans elles s'étaient reproduites de temps à autre. Il y a 4 ans nouvelle série de crises douloureuses qui obligea le malade à garder le lit pendant 2 mois. Jamais d'hématuries. En juillet 1880 existait une tuméfaction de la région lombaire gauche et peu de temps après survint de la pyurie.

Néphrolithotomie lombaire le 12 octobre 1881. Incision verticale postérieure et section des muscles et des aponévroses. Ponction avec le thermocautère dans une tumeur manifestement fluctuante et issue d'un flot de pus. L'incision rénale est agrandie, le foyer vidé et l'on constate l'existence d'une vaste anfractuosité séparée par de larges éperons. Dans un de ces foyers qui correspond au bassinet existe un calcul de la grosseur d'un petit œuf de poule dont l'extraction est très laborieuse.

Les suites de l'opération furent assez simples. Dans le courant de novembre la suppuration diminua et les forces revinrent. Chaque fois qu'il y eut rétention ou que l'évacuation du pus par l'uretère se ralentit il y eut de l'élévation de la température. Des petits fragments de calculs furent éliminés par la plaie. Le malade présenta en outre des phénomènes singuliers dès le lendemain de l'opération, zones analgésiques avec quelques points d'hyperesthésie sur la moitié gauche du corps.

La persistance de la fistule et la suppuration abondante détermina à une seconde intervention.

Débridement de l'orifice fistuleux, au moyen du bistouri dans les parties superficielles, du thermocautère dans les parties profondes. Dans la cavité centrale existent des loges multiples séparées par d'épaisses cloisons. Après s'être assuré aussi soigneusement que possible qu'aucune de ces

loges ne contenaient ni concrétions, ni calculs ; les cloisons sont section-
nées au moyen de forts ciseaux ou du thermocautère. Drainage. Les suites
de l'opération furent bénignes mais la cavité continua à sécréter du pus
en grande abondance et deux mois après la fistule était reformée.

Héminéphrectomie postérieure avec résection de la 12e côte. — Après
avoir incisé au bistouri et au thermocautère au-dessus et au-dessous de
la fistule jusqu'à la 12e côte et jusqu'à la crête iliaque, M. Le Dentu en
suivant de près la face externe de la masse sacro-lombaire et après avoir
excisé une partie du carré désorganisé arriva au hile où l'uretère et les
vaisseaux formaient avec le tissu conjonctif une masse non isolable. En
outre la face antérieure du rein était intimement adhérente au péritoine.
Excision avec de forts ciseaux de toute la moitié postérieure du rein préalablement décortiquée et abrasion aussi complète que possible de la substance rénale hérissée d'éperons. Pour mettre à nu les alvéoles les plus
élevées il fallut réséquer partiellement la 12e côte. Déchirure de la plèvre
qui est réunie par des points de suture au catgut. Les surfaces sont tou-
chées avec du chlorure de zinc et l'on met en place 2 gros drains. Les suites furent simples et la plaie se rétrécit à la superficie sans bourgeonner dans
sa profondeur. Le malade resta avec une fistule de l'année 1882 jusqu'au
9 juin 1885.

A cette date le malade porte au niveau de la cicatrice deux petits orifices fistuleux saillants. Un stylet s'enfonce jusqu'à une profondeur de
10 centim. On voit sourdre du pus par les orifices en beaucoup plus
grande quantité quand le malade est couché. Les secousses de la toux en
projettent une plus grande quantité à l'extérieur. Ce sont des fistules purement purulentes sans mélange d'urine et il existe de la rétention dans un
foyer situé plus bas que le niveau des fistules. Par la palpation on sent nettement une tumeur occupant une partie du flanc gauche. M. Le Dentu pensa
que pour ménager un écoulement facile et constant au pus il fallait faire la
trépanation de l'os iliaque vers la partie supérieure de la fosse.

Trépanation de l'os iliaque. — Le 7 juin 1885, l'opération est faite en
présence de MM. Jalaguier, Nélaton et Prengrueber.

Après introduction d'une sonde cannelée dans la fistule inférieure, débridement au moyen du bistouri jusqu'à la crête iliaque suivant l'ancienne
cicatrice. Ouverture d'un foyer dont la partie inférieure repose sur la partie la plus élevée du muscle iliaque. Plusieurs petites concrétions y sont
éparses. La cavité est cloisonnée sans aucun ordre et avec les doigts, des
pinces, des ciseaux on cherche à niveler le fond de la cavité par grattage,
excision. La sonde cannelée introduite dans l'orifice fistuleux supérieur
pénètre dans une autre cavité sous-diaphragmatique qu'une mince cloison
sépare complètement de la première. Débridements. Cette première phase
de l'opération a pour résultat de convertir en une cavité unique et régu-
lière tout l'espace compris entre le diaphragme et le muscle iliaque. Après
avoir fait une incision dans la fosse iliaque externe à trois travers de doigt

au-dessous de la crête iliaque, application dans un point qui semble bien correspondre au foyer de trois couronnes de trépan. On complète avec la gouge un canal osseux oblique pouvant admettre le pouce dans lequel on place un système de 3 gros drains assurant le drainage de la cavité depuis le diaphragme jusqu'à la fosse iliaque. Tamponnement et pansement avec de la gaze iodoformée.

A la suite de l'opération survient de la septicémie à forme emphysémateuse et le malade meurt. L'autopsie n'a pu être pratiquée.

Lorsqu'avec un uretère oblitéré, il existe des lésions bilatérales et que le rein néphrotomisé joue encore un rôle important dans la dépuration urinaire, maintenant un équilibre physiologique que son ablation pourrait rompre, la fistule doit être respectée et le malade sera réduit à conserver cette infirmité. Nous avons revu, il y a fort peu de temps, une malade atteinte de lésions bilatérales, ayant subi la néphrotomie il y a deux ans et demi dans le service de M. Guyon et qui conserve depuis cette époque une fistule urinaire. Sa santé n'en est pas moins très florissante et la gêne qu'elle éprouve de sa fistule atténuée par le port d'un urinal approprié, ne l'a pas empêchée de reprendre toutes ses occupations. La pyélo-néphrite du côté opposé, très manifeste au moment de son opération, s'est notablement améliorée.

2° *Fistules purulentes d'origine périrénale.* — Comme nous l'avons établi plus haut le rein peut se fermer de lui-même après la néphrotomie, mais s'il y a eu inoculation secondaire de la capsule adipeuse, celle-ci suppure et donne alors lieu à des fistules purulentes d'origine périrénales. Ces fistules dont la guérison est très difficile à obtenir réclament une thérapeutique spéciale.

M. Tuffier est intervenu dans deux cas de ces fistules. Dans le premier, un simple curettage des foyers ne produisit pas une grande amélioration. Dans le second, par une incision lombaire faite en plein tissu normal il alla à la recherche du rein qu'il isola et extirpa la fistule et les clapiers situés à la partie supérieure et inférieure du rein. Le résultat fut favorable.

Malheureusement cette extirpation des foyers périnéphrétiques n'est applicable que lorsqu'ils sont très limités. Dans les foyers sous-costaux le voisinage de la plèvre, la difficulté d'une résection costale à ce niveau engagent à employer un autre mode de traitement.

Dans les décollements étendus nous croyons que le procédé de M. Guyon est le seul praticable. Il consiste à débrider largement la fistule, à sectionner les brides et les éperons qui cloisonnent les cavités périrénales, et par la plaie maintenue largement béante, à les combler par un tamponnement avec des bandelettes de gaze iodoformée pour obtenir un bourgeonnement de la partie profonde vers l'extérieur.

B.

7

IV. — **Néphrectomie.**

Si presque tous les chirurgiens sont actuellement partisans résolus
de la néphrotomie dans les suppurations rénales avec rétention, quel-
ques-uns, cependant, donnent la préférence à l'extirpation primitive
de l'organe malade.

Knowsley Thornton (1) condamne complètement l'incision d'un rein
suppuré et son drainage et proclame la supériorité de la néphrectomie transpéritonéale.

D'autres, moins éclectiques, admettent, que si la néphrotomie a ses
indications, un certain nombre de pyonéphroses seront plus avantageusement traitées par la néphrectomie lombaire. Dans un débat
récent (2) à la section de chirurgie de la réunion annuelle de la Société
médicale britannique, les opérateurs anglais, qui se sont occupés de
cette question et auxquels les nombreuses opérations qu'ils ont prati-
quées ont permis d'acquérir une grande expérience sur ce sujet, ont
discuté l'opportunité des différentes méthodes employées pour la cure
des affections chirurgicales du rein. L'opinion de chirurgiens tels que
Morris, Lawson Tait, Newman, Bruce-Clarke nous intéresse directement.

Morris, partisan jusqu'à l'année précédente de l'incision et du drainage lombaire dans tous les cas de pyonéphroses, a légèrement modifié
son opinion, et croit qu'actuellement, pour les vastes collections
liquides rétro-péritonéales, la néphrectomie lombaire sans néphrotomie préalable doit être tentée plus souvent qu'on ne l'a fait jusqu'ici
et n'hésite plus, dans ce cas, à recourir d'emblée à l'ablation d'un
organe qu'il ne juge plus d'aucune utilité.

Bruce-Clarke se rallie complètement à l'opinion de Morris et pré-

(1) K. Thornton. *Soc. roy. med. et chir. de Londres*, 26 février 1889.
(2) *Brit. méd. journ.*, 10 novembre 1889.

conise, pour les tumeurs volumineuses l'extirpation par la voie péritonéale.

F. Imlach pense que la néphrectomie primitive présente de sérieux
avantages, bien que l'opération soit fréquemment d'une réelle difficulté. Lawson Tait et Newman préfèrent la néphrotomie.

Les chirurgiens allemands Bergmann, Israël, Czerny, Kuester ne
sont pas partisans de la néphrectomie primitive.

Dans une discussion au congrès de chirurgie français de 1886 sur
l'opportunité de l'une ou l'autre de ces opérations Trélat, Péan, Lucas-
Championnière, Bouilly admettent que la néphrotomie est la méthode
de choix dans le traitement des pyonéphroses.

M. Le Dentu estime qu'il existe seulement quelques cas rares où
la néphrectomie puisse être préférée à la néphrotomie. Par exemple,
si l'on trouve le rein transformé en une poche purulente dont les
parois ne renferment que des traces de tissu parenchymateux, si, en
même temps il n'existe pas d'adhérences étroites entre lui et la capsule adipeuse il n'y aura pas d'avantages sérieux à conserver un organe
incapable de remplir ses fonctions normales.

L'examen des faits et des statistiques démontre jusqu'à l'évidence
que la néphrectomie primitive est une opération plus dangereuse que
la simple incision du rein.

Si nous consultons les statistiques déjà publiées nous constatons
les résultats suivants au point de vue de la mortalité opératoire.

Brodeur a obtenu les chiffres suivants :

44 néphrectomies pour pyélo-néphrites calculeuses dont :

    34 lombaires ayant donné...   15 morts, soit 45,12 0/0
    10 abdominales...............   5 morts, soit 50 0/0

20 néphrectomies pour pyélo-néphrites suppurées dont :

    24 lombaires ayant donné...   8 morts, soit 34 0/0
    5 abdominales.............   4 morts, soit 80 0/0

La statistique d'Otis, portant sur 90 néphrectomies pour lésions
suppurées de toute nature, donne 35 morts, soit 38,88 0/0 de mortalité
opératoire.

Newman, dont les statistiques sont plus récentes, donne les chiffres
suivants :

1° Néphrectomies pour pyélites et pyonéphroses non calculeuses :

      A. — Incision lombaire.................... 44
              Guérisons.................... 32
              Morts.................... 12 — 27 0/0

      B. — Incision abdominale 10
              Guérisons... 4
              Morts.................... 6 — 60 0/0

2° Néphrectomies pour pyélites et pyonéphroses calculeuses :

      A. — Incision lombaire.............. 44
              Guérisons............. 28
              Morts.................... 16 — 36,3 0/0

      B. — Incision abdominale. 14
              Guérisons............. 8
              Morts .... 6 — 43 0/0
C. — Incision lombaire et abdominale combinées. 3
              Guérisons............. 3

Knowsley-Thornton, dans une statistique de 25 cas de néphrectomies transpéritonéales, qui lui sont personnels, a obtenu 20 guérisons et 5 morts, soit une mortalité opératoire de 20 0/0. Ce sont, certainement, les meilleurs résultats qui aient été publiés jusqu'à présent.

La néphrectomie primitive présente une contre-indication qui ne souffre aucune exception : l'existence de lésions bilatérales; et c'est pour les avoir méconnues que nombre de chirurgiens ont vu l'opération être rapidement suivie de mort par urémie. Pour suffire à la dépuration urinaire, le rein opposé doit subir une hypertrophie compensatrice. Or, M. Tuffier a démontré dans ses recherches expérimentales que cette hypertrophie compensatrice dont la marche est rapide lorsque le rein est normal, fait complètement défaut lorsqu'il existe de la néphrite. On comprend le danger auquel est exposé le malade, danger d'autant plus grand qu'il est quelquefois impossible de prévoir cette altération. A la suite d'une néphrotomie faite par Marx Schede pour une pyonéphrose la mort survint brusquement le troisième jour sans autre cause qu'une diurèse insuffisante. A l'autopsie on ne remarqua d'autres lésions du rein opposé qu'une anémie assez accentuée

et l'examen microscopique put seul démontrer une altération de l'épithélium rénal, que les examens cliniques n'avaient pu faire prévoir.

Les adhérences avec les organes voisins, provoquées par les lésions
inflammatoires périrénales, exposent à de sérieux dangers d'hémorrhagie par déchirure des vaisseaux et à des blessures du péritoine. Les
exemples en sont fréquents. Billroth, dans une néphrectomie sur le
rein droit eut une déchirure mortelle de la veine-cave dans une étendue de [neuf centimètres, Braum perdit un malade d'hémorrhagie
pendant l'opération par suite d'adhérences à l'aorte et à la veine cave.
Nous avons vu une pièce de pyonéphrose calculeuse, dans la collection de M. Guyon, qui montre la veine cave intimement adhérente
au rein dans une étendue de dix centimètres. Les exemples de lésions
du péritoine sont encore plus fréquents. Lange, Briddon, V. Bergmann, Malherbe, Le Dentu eurent des déchirures de la séreuse au
cours de leurs opérations.

La néphrectomie sous-capsulaire, bien que préférable dans les cas
d'adhérences intimes avec les organes voisins n'évitera pas toujours
ces accidents, car les lésions inflammatoires déterminent fréquemment
la fusion complète du parenchyme rénal et de sa capsule propre.
Dans une observation citée dans notre travail, M. Tuffier au
cours d'une néphrectomie secondaire sous-capsulaire fut obligé de
laisser un lambeau de tissu rénal dont le voisinage immédiat avec la
veine cave rendait l'extirpation impossible.

Pour toutes ces raisons nous nous rallions à l'opinion de M. Guyon
et nous regardons la néphrectomie primitive dans les pyonéphroses
comme beaucoup plus dangereuse que la néphrotomie. S'ensuit-il
qu'on ne doive jamais y avoir recours ? Ce n'est certainement pas
notre opinion. Il existe des pyonéphroses qui, par l'accroissement de
leur volume deviennent de véritables tumeurs abdominales et qui ne
sont justiciables que d'une néphrectomie transpéritonéale.

Nous avons assisté à une opération faite par M. Péan avec l'aide de
M. Guyon pour une tumeur d'un tel volume qu'elle contenait au moins
cinq litres de liquide purulent. Par une incision latérale M. Péan espé-
rait, en décollant le péritoine, pouvoir extirper la tumeur sans ouvrir
la séreuse, mais il constata bientôt l'impossibilité de cette manœuvre.
Le péritoine fut largement ouvert. Le rein était réduit à une coque de
quelques millimètres d'épaisseur, dans lequel toute trace de tissu

rénal avait complètement disparu. Son adhérence avec le feuillet postérieur péritonéal était tellement intime qu'il ne fallait pas songer à l'en séparer et la tumeur fut enlevée par morcellement après ligature en chaîne du pédicule.

Dans ces cas d'énormes tumeurs abdominales le procédé de M. Terrier, néphrectomie transpéritonéale avec drainage antérieur est, à notre avis, le seul à employer. Il permet de pénétrer plus facilement jusqu'au rein malade et d'arriver plus commodément jusqu'à son hile. Ce qui est important c'est de faciliter l'écoulement des liquides qui s'écoulent du foyer traumatique rétro-péritonéal et le drainage antérieur d'après la méthode de cet opérateur semble préférable au drainage lombaire après suture du péritoine en arrière recommandé par Spencer-Wells.

Voici le *modus faciendi* de ce procédé tel que le décrit M. Terrier.

L'incision de la paroi abdominale doit être faite, soit sur le bord du muscle droit, soit sur la ligne médiane. Cela dépend du volume de la tumeur et de l'endroit ou elle fait saillie. La cavité abdominale ouverte, on refoule du côté opposé à la tumeur les anses intestinales qui se présentent et en particulier le gros intestin. Puis, évitant les vaisseaux on incise verticalement et bien nettement le feuillet postérieur du péritoine qui recouvre la tumeur. Après avoir saisi les bords de cette incision péritonéale par quelques pinces à pression, l'énucléation de la tumeur est faite méthodiquement avec des instruments mousses et de préférence avec les doigts. On ponctionne la tumeur pour faciliter son énucléation. Arrivé au pédicule on s'efforce de l'isoler et on y applique des pinces à pression et des pinces courbes.

Il est prudent de chercher à isoler l'uretère, de le disséquer et de l'amener à l'extrémité inférieure de la plaie abdominale où il est fixé par quelques points de suture.

Les ligatures étant placées sur le pédicule vasculaire on éponge avec soin la cavité rétro-péritonéale laissée par la masse morbide. Les bords de l'incision péritonéale, faciles à retrouver grâce aux pinces qu'on y a appliquées, sont attirés en dehors et fixés au bord de l'incision abdominale, préalablement rétrécie par des points de suture profonds. De cette façon la grande cavité péritonéale est absolument close et isolée de la cavité rétro-péritonéale qui est alors drainée.

M. Terrier a employé ce procédé dans deux cas de pyonéphroses volumineuses et en a obtenu un excellent résultat.

En résumé et d'accord avec l'enseignement de notre maître M. le professeur Guyon nous avons la conviction que la néphrectomie primitive n'est applicable qu'au traitement de ces pyonéphroses qui, devenues de véritables tumeurs abdominales, doivent être traitées comme telles et enlevées par la voie péritonéale. Dans toutes les autres circonstances la néphrotomie lombaire demeure préférable à tous les points de vue.

CONCLUSIONS

On donne actuellement le nom de pyonéphrose à une tumeur du rein produite par la rétention de pus dans le bassinet ou la substance même de la glande.

La rétention peut être complète lorsqu'il existe une oblitération permanente de l'uretère. Ce sont des cas exceptionnels.

Le plus souvent, la rétention est incomplète et se présente sous deux types cliniques différents. Dans le premier, rétention incomplète avec distension, la pyurie est continue, mais l'évacuation de la collection purulente par l'uretère se fait d'une façon insuffisante et la tumeur n'arrive jamais à se vider complètement dans la vessie. Dans le second, la pyurie est intermittente. Des accès de rétention complète avec accroissement de volume du rein et apparition de phénomènes généraux alternent avec des décharges purulentes dans la vessie et disparition de la tumeur lombaire.

Dans tous les cas de pyonéphrose une intervention chirurgicale est nécessaire.

Les ponctions aspiratrices et le drainage par une canule à demeure ne peuvent être regardées comme une méthode générale de traitement.

Les observations de lavages du bassinet par la méthode de Bozeman sont encore trop peu nombreuses pour que l'on puisse juger de la valeur de ce procédé.

Le traitement par excellence des pyonéphroses est la taille rénale ou néphrotomie, qui, dans ses résultats immédiats assure le rétablissement de la santé, sans faire courir au malade de risques sérieux. Cette opération permet de traiter directement le rein et il est remarquable de voir que ni les incisions, ni le contact de l'air, ni les injections de liquides modificateurs ne déterminent du côté de l'organe aucun trouble physiologique.

La néphrotomie doit être faite par la voie lombaire. Elle présente deux inconvénients qu'il importe d'éviter : la formation de collections purulentes périnéphrétiques par inoculation secondaire de la capsule adipeuse et la persistance d'une fistule rénale.

Les moyens dont nous pouvons disposer pour obvier au premier de ces accidents sont la suture de la substance même du rein ou de sa capsule propre aux lèvres de la plaie cutanée ou, si la périnéphrite s'oppose à la mobilisation de l'organe, l'absence de réunion de la plaie et un pansement à plat.

Les fistules post-opératoires sont très fréquentes et il y a lieu de distinguer les fistules urinaires des fistules simplement purulentes, toutes deux justiciables d'un traitement consécutif ayant pour but leur oblitération.

Dans les cas de fistules urinaires persistantes, lorsque la suppuration a cessé ou très notablement diminué et après s'être assuré de la perméabilité de l'uretère, on doit faire l'extirpation du trajet fistuleux et tenter la réunion du rein par première intention après avivement de son tissu. Lorsque l'uretère est complètement oblitéré on ne peut que recourir à la néphrectomie secondaire ou laisser la fistule persister suivant les indications fournies par l'état du rein opposé.

Les fistules purulentes sont le plus souvent entretenues par des foyers périnéphrétiques consécutifs à la néphrotomie. S'ils sont peu étendus on peut tenter leur extirpation, mais s'il existe de vastes décollements iliaques et sous-costaux une large incision de ces foyers et leur tamponnement avec des bandelettes de gaze iodoformée sera le meilleur mode de traitement.

Dans les énormes pyonéphroses, devenues de véritables tumeurs abdominales la néphrotomie primitive transpéritonéale pourra seule donner des résultats satisfaisants.

TABLE DES MATIÈRES

IMPRIMERIE LEMALE ET Cie, HAVRE

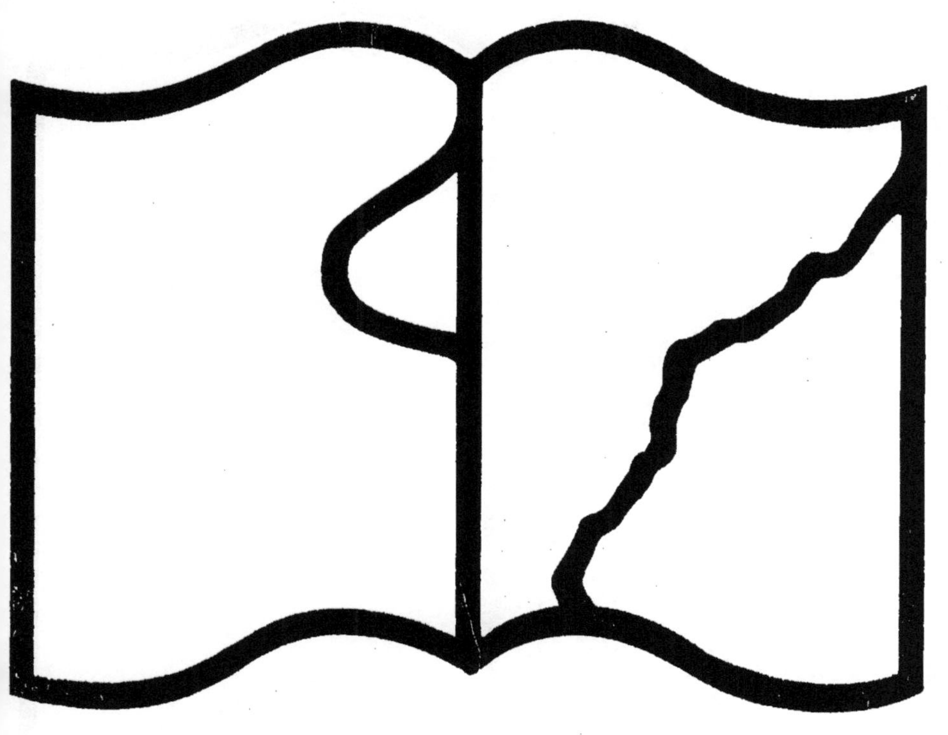

Texte détérioré — reliure défectueuse

NF Z 43-120-11

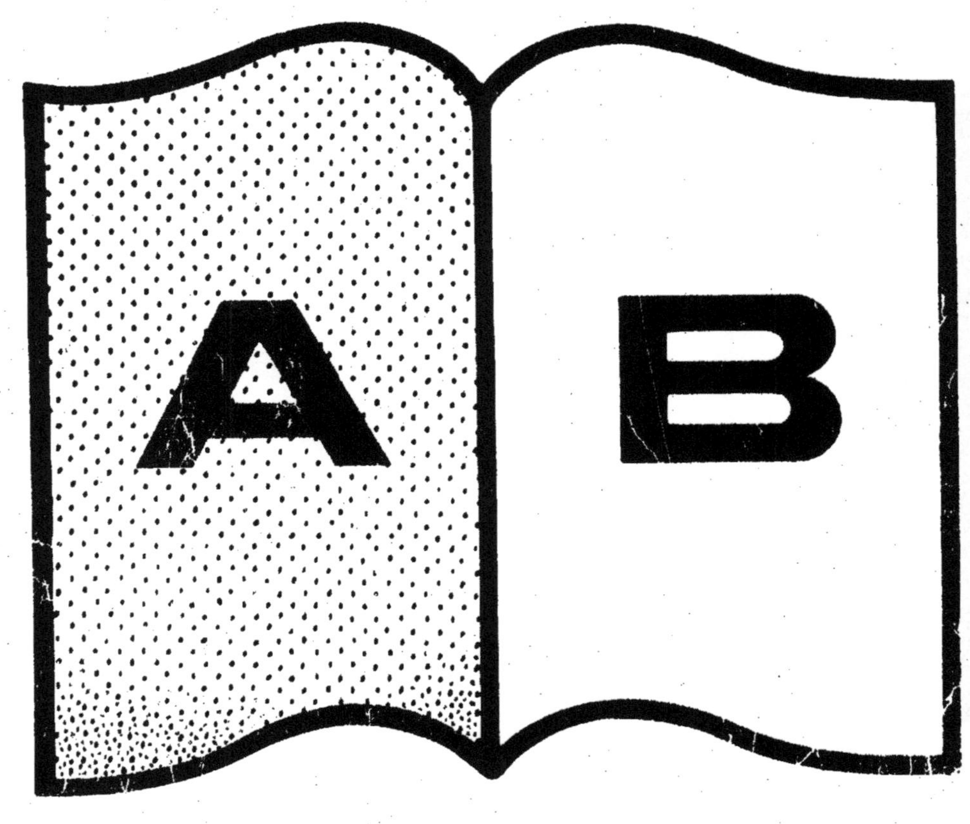

Contraste insuffisant

NF Z 43-120-14